성조숙증과
바른 성장

〈하우연의 의미〉
의사와 환자는 단순히 진료와 치료를 주고받는 관계가 아닙니다. 생명과 양생이라는 소중한 가치를 함께 의논하며, 억만겁의 인연이 쌓여 비로소 만나게 된 아름다운 관계입니다. 하우연은 환자와의 만남이 좋은 인연이 되길 원하는 한의학 박사 윤정선 원장의 진료철학이 담긴 이름으로 호연(好緣), 즉 '좋은 인연'의 중국어발음입니다. 또한 윤정선 원장의 별칭인 닥터 하우(Dr.How)와의 만남(緣)이 좋은 인연이 되었으면 하는 바람이 담겨있기도 합니다. 닥터 하우라는 별칭에는 육아 전문 주치의로서 환자에게 일상 속의 질병에 어떻게(How) 대처해야 하는지 누구보다 상세하게 알려주는 의사라는 의미가 깃들어 있습니다.

표지 사진:오재철

EBS육아멘토가 전하는 내 아이 성장 필독서

성조숙증과
바른 성장

윤정선 지음

처음

균형 잡힌 바른 성장을 위하여

"인간의 도는 자식을 낳는 것에서 시작된다.(生人之道, 始於求子)"

〈동의보감(東醫寶鑑) 잡병편 10권(雜病篇卷之十) 부인(婦人)〉

학창시절 재미있는 교수님이 한 분 계셨다. 어느 날 강의 중에 "고스톱도 밤 새워 직접 쳐봐야 돼."라는 뜬금없는 말씀을 하셨다. 그래야 고스톱을 하고 나면 팔의 어떤 부위가 어떻게 아픈지 알게 된다는 취지였다. 당시는 우스갯소리로 알고 넘어갔지만 세월이 흐르면서 교수님이 강조하셨던 경험의 중요성에 대해 공감하게 된다. 내 몸에 일어난 일만큼은 내가 제일 잘 안다. 나 자신이 먼저 겪어 생생하게 알아야 환자의 고통을 제대로 치유할 수 있다.

처음 한의학 공부를 할 때 40년 경력의 불임 치료 전문 한의사였던 아버지는 틈날 때마다 나를 선후배나 친구들에게 보내셨다. 그분들은 잘하는 분야가 모두 달랐다. 어떤 분은 침구과에서, 또 어떤 분은 소아과에서, 다른 분은 풍을 다스리는 분야에서 일가를 이룬 상태였다. 당시는 그게 그렇게 싫었는데 나 역시 20년의 한의사 경력이 쌓이고 보니 그분들의 치료 경험을 직접 몸으로 체험해 배우라는 아버지의 깊은 뜻을 절감하게 된다. 또한 다양한 분야를 섭렵함으로써 환자의 병증을 보고 종합적인 판단을 내려 처방하는 데 필요한 통찰력을 기를 수 있게 해주셨다는 사실을 알 수 있다.

한의학은 사람의 건강과 생명을 다루는 숭고한 의술이지만 사람

을 귀하게 여기는 철학과 함께 손에 익은 기술의 중요성도 간과할
수 없다. 책을 아무리 열심히 공부해도 선배의 경험방 한 마디가 더
피부에 와 닿는 게 한의학의 의술이다. 아버지는 내게 손에서 손으
로 기술을 전수받는 도제처럼 일종의 수련의 기간을 마련해주신 것
이다.

　아이를 셋이나 낳아 길러 보니 내가 제일 잘 아는 것이 아이를 낳
고 키우는 일임을 깨닫는다. 출산을 해본 후에야 산전 산후의 처방
에 대해 눈이 틔었다. 엄마가 되어 직접 내 손으로 아이들을 돌보고
부대끼면서 소아 병증의 세부적인 문제점이 무엇인지 속속들이 알
게 되었다. 그런 경험은 여성과 아이들을 전문적으로 진료할 수 있
는 원동력이 되었고, EBS육아학교Pin 프로그램의 육아전문가로서
시청자들의 육아 고민을 상담할 수 있었던 토양이 되었다.

　오랜 시간 여성과 소아 분야의 진료를 특화해오며 예전과는 진료
환경이 많이 달라진 것을 체감한다. 그 중 가장 두드러지는 부분이
바로 성조숙증이다. 성조숙증 역시 내 자신 큰 딸을 통해 비로소 그
진면모를 보게 되었다. 비록 진성 성조숙증이 아니라 빠른 사춘기
증상이었지만 그러한 체험은 성조숙증에 대해 더욱 파고드는 계기

를 만들어주었다. 나는 한의사이기도 하지만 아이의 순조로운 성장을 간절히 바라는 엄마의 심경으로 치열하게 성조숙증에 대해 연구해왔고 임상진료와 치료에 임해왔다.

일반적으로 성조숙증을 치료하는 목적은 성인이 되었을 때 예측 키를 향상시키고 성조숙증으로 인해 발생할 수 있는 아이의 사회 심리적 부적응을 해소하기 위한 것으로 알려져 있다. 그러나 나는 그것을 '바른 성장'이라고 표현하고 싶다. 바른 성장이란 아이가 균형 잡힌 몸과 마음을 지닌 어른이 될 수 있도록 제 때 알맞은 성장을 이루는 것이다. 내가 아는 한 성조숙증 치료의 진정한 목적은 바로 바른 성장이다.

꽃과 나무도 제때 제대로 된 관심으로 물을 주고 가꿔주면 제가 지닌 성장의 그릇대로 잘 자라 활짝 꽃이 피고 잎이 무성해진다. 사람도 마찬가지이다. 올바른 성장을 위해서는 부모의 관심과 도움이 꼭 필요하다. 그리고 그 도움은 제때 이루어져야 한다. 나는 근본적으로 치료는 타이밍이라 생각한다. 가래로 막을 거 삼태기로 막는다는 옛 속담이 있다. 병을 제때 치료하지 못하면 비용과 수고가 많이 드는 큰 병이 되기 쉽다. 그렇게 되면 아이도 부모도 고생이다.

성장 역시 타이밍을 놓치지 않는 부모의 지혜가 필요하다. 제때 적절한 관심을 보여주면 아이들은 무럭무럭 건강하게 자란다.

성조숙증 치료는 균형 잡힌 바른 성장을 위한 한 방법으로 접근해야 한다. 그런 의미에서 이 책은 성조숙증을 바른 성장이라는 큰 틀의 일부분으로 다루었다. 첫 번째 파트는 바른 성장의 걸림돌인 성조숙증에 대해 썼고, 두 번째는 바른 성장의 조건인 면역력과 따라잡기 성장, 성장을 돕는 운동법을 다루었다. 세 번째는 성조숙증과 성장에 도움이 되는 올바른 식생활을 다루었다. 아이의 바른 성장을 위한 필수적인 요소들을 망라한 이 책이 나의 소중한 아이가 무탈하게 잘 자라길 원하는 부모들에게 쓸모 있는 조력자가 되었으면 좋겠다.

한의사로서 내 직업적 성취의 롤 모델이자 가장 존경하는 스승인 아버지, 평생 약사일과 집안일을 성실하고 현명하게 병행하며 내게 워킹 맘의 모범을 보여주신 우리 엄마, 산부인과 의사로서 오래도록 환자를 봐오신 경험을 들려주시며 양방과 한방의 경계를 넘나드는 넓은 시야를 갖도록 도와주시는 시아버님, 어릴 때부터 뵈어 온 엄마의 약사 동기 친구 분이어서 더 친근하신 시어머님, 내 영원한

파트너 한의사이자 남동생인 윤스한의원 윤용식 원장과 항상 내 편이 되어주는 든든하고 고마운 여동생들, 제부들, 올케, 그리고 가장 힘들었던 시절 옆에서 묵묵히 나를 지켜주었고, 내가 무얼 하든 잘 할 수 있을 거라며 믿어주고 용기를 불어넣어 주는 나의 사랑하는 남편, 이 세상에서 제일 친한 친구인 내 두 딸과 늦둥이여서 더 애틋한 나의 아들에게 이 지면을 빌어 무한한 감사와 사랑을 전하고 싶다.

또한 나의 멘토이신 후한의원 이진호 원장님과 채움생 송영호 원장님, 이 땅의 수많은 엄마들과 함께 아이를 잘 키우는 법에 대해 진지하게 공부하고 고민을 나눌 수 있도록 좋은 기회를 주신 EBS 육아학교 PIN의 문교병 부장님, 김민태 PD님, 김희진 선생님, 유정이 실장님과 책이 잘 나올 수 있게 옆에서 애정 어린 조언을 아끼지 않으신 최경란 작가님, 김도연 이사님, 이학명 대표님께도 마음 깊이 감사를 드린다.

2017년 9월 윤정선

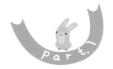

성조숙증

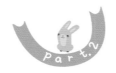

성장은 타이밍이다

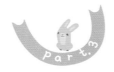

성조숙증 막고 키 성장 쑥쑥 레시피

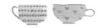

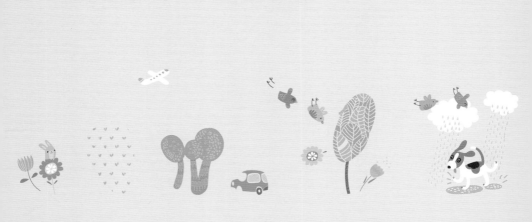

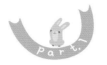

성조숙증

"성인은 병든 후에 치료하지 않고 병이 들기 전에 미리 치료하며,
이미 어지러워진 후에 다스리지 않고 어지러워지기 전에 다스린다."

〈황제내경〉

성조숙증
무엇이 문제인가

　엄마들은 내 아이가 이렇게 자라주었으면 하고 원하는 방향이 있
다. 그러나 아이가 엄마의 바람대로만 자라기는 힘들다. 아이는 내
몸에서 낳았지만 자유 의지를 지닌 독립된 생명체이기 때문이다.
그 중에서도 아이의 키 성장은 엄마 뜻대로 되지 않는 일들 중 가장
엄마를 애먹이는 요소일 것이다. 키 성장은 유전적 소양의 토대 위
에 성장호르몬이 잘 분비될 수 있게 해주는 충분한 수면, 영양 섭
취, 운동 등의 후천적 요소가 결합되어 이루어진다. 하지만 그러한
요소들을 모두 충족시킨다고 해서 원하는 만큼 키가 자란다는 보장
도 없다. 아이들은 딱 제가 자랄 만큼 자란다. 그래도 엄마들은 키
가 더 크는데 조금이라도 보탬이 되면 좋겠다는 일말의 기대감으로

보약이며 영양 듬뿍 담긴 음식들을 해 먹인다. 스마트폰을 빼앗아 일찌감치 재우고, 휴일마다 더 자겠다는 아이를 두드려 깨워 등산에 농구도 시켜본다. 그게 엄마의 마음이다.

그런데 그렇게 애를 쓴 것이 오히려 아이의 성장에 독이 될 수도 있다면 어떨까. 1센티라도 더 키우고 싶어 정성껏 만들어 먹인 음식이 과잉 영양이 되면 결과적으로 아이가 더 클 수 있는 여지를 줄인다는 사실을 엄마들은 알고 있을까. 겉으로 보기엔 빨리 자라는 것 같지만 그게 지나쳐 아직 한참 더 자라야 할 나이에 성장을 멈춰버릴 위험성이 있는 질환이 있다. 그것이 바로 성조숙증이다.

성조숙증, 더 이상
남의 이야기가 아니다

초등학교 고학년인 큰딸이 첫 생리를 시작하던 날, 남몰래 펑펑 울고 말았다. 딸을 낳고 난 이후 그 아이 때문에 울어본 적은 그때가 처음이었다. 첫 아이를 임신했을 때 나는 꼭 딸아이를 낳고 싶었다. 열 달 동안 예쁜 딸을 낳게 해달라고 마음속으로 빌고 또 빌었다. 그리고 마침내 그토록 바라던 딸을 품안에 안고는 얼마나 좋았던지. 이 아이가 정말 내 아이가 맞나 싶을 정도로 대견하고 뿌듯해서 보고 또 보았다. 처음 태어나서도 커다란 기쁨이던 아이는 자라가면서 점점 더 큰 행복감을 주었다. 나와 여러모로 닮았고, 무슨 이야기를 해도 공감이 잘 돼서 든든했다. 딸아이는 내 분신이자 가장 친한 친구였다.

그런데 그 아이가 더 이상 어린 소녀가 아니다. 아무런 준비도 없이 한 사람의 어엿한 여성으로서의 삶이 시작되어 버린 것이다. 이제 겨우 초등학생일 뿐인데 말이다. 먼 일로만 여겼던 시기가 어느 날 갑자기 하늘에서 내 앞으로 뚝 떨어진 것처럼 눈앞의 현실로 다가왔다. 나는 허둥지둥 엄마로서 이 아이에게 무슨 일을 해주어야 할까 생각해 보았다. 하지만 그맘때 여자아이에게 성숙한 여자이기를 가르치는 것은 무리였다. 딸아이는 운동장에서 남자아이들과 뛰어노는 걸 더 좋아하는 선머슴 같은 아이였다. 그런 아이에게 생리 기간에는 몸가짐을 조신하게 해야 한다든지, 평소 남학생이나 주변 삼촌들과 단 둘이 있는 것은 피해야 한다든지 하는 이야기를 어떻게 설명해 주어야 할까. 생리가 시작되지 않은 다른 여자아이들은 거리낌 없이 뛰어놀 텐데 혼자만 매달 일주일씩이나 생리대를 하고 학교에 다녀야 하는 상황이 얼마나 불편할까? 이 어린 게 혼자서 생리대 뒤처리나 제대로 할 수 있을까.

걱정이 태산이었다. 나 자신 아이들의 성장을 치료하고 돌보아온 한의사지만, 갓 생리를 시작한 딸아이 앞에서는 머릿속이 하얗게 비어버린 대책 없는 엄마에 불과했다. 성조숙증과 빠른 사춘기 치료를 한 두 해 해온 것이 아니건만 당장 내 딸 앞에 그런 일이 닥치니 그것이 얼마나 일상 속에 가까이 있는 것인지 뼈저리게 느껴졌다. 그제야 여자아이를 둔 엄마들이 모이면 으레 나누는 대화가 비로소 의미 있는 내용으로 다가왔다.

"요즘은 다들 생리를 일찍 시작한다더라."
"미리 검사해서 생리를 늦추는 게 좋대."

내원하는 환아의 엄마들도 늘 그런 이야기를 물어왔지만 그때는 우리 아이와 전혀 상관없는 일로만 여겼다. 키도 또래보다 훨씬 컸고 빠른 사춘기를 일으키는 주요 원인인 비만 증상이 있는 것도 아니니 크게 걱정하지 않았다. 또한 스스로 내 아이가 생리를 시작한다는 것에 대해 담담히 받아들일 줄 아는 의연하고 쿨한 엄마라고 생각했다. 그런데 남 이야기처럼 느껴지던 일이 바로 내 일이 되어버린 것이다.

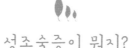

성조숙증이 뭐지?

나와 같은 경험을 한 엄마들이 주변에 적지 않을 것이다. 혼동을 줄 우려가 있어 밝히지만 사실 내 딸의 경우는 성조숙증이 아니다. 보통 초경을 시작하는 나이가 만 12세~13세 정도이니 평균 나이보다 1년 정도 빠르게 사춘기가 왔다고 할 수 있다. 그조차도 생리가 점차 앞당겨지는 요즘 추세로 보면 그리 이른 게 아닐 수도 있다. 하지만 아이가 초등학교 5학년이 아니라 6학년에 생리를 시작했다고 해도 어떤 엄마든 그것을 자연스럽게 받아들이긴 힘들 것이다. 그맘때는 성인이 되는 신체 변화인 생리를 감당해내기에는 아직 몸도 정신도 준비가 덜 된 나이이기 때문이다. 생리가 시작됐다고 해서 몸이 완전히 성장했다고 할 수는 없다. 그에 맞춰 오장 육부도 함께 자라있어야 하지만, 진료를 하며 살펴보면 내부 장기의 성장이 그에 못 미친 상태가 대부분이다. 정신적으로도 여전히 아이이지 어른이 아니다. 그런 면에서 성조숙증이 아니더라도 아이가 빠르게 사춘기를 맞았다고 심리적으로 부담을 느끼는 부모라면 지금부터 다루려는 성조숙증에 대해 귀 기울이며 참고할 부분이 있을 것이다.

건강보험심사평가원에 따르면 최근 들어 성조숙증으로 병원을 찾는 아동 환자가 부쩍 늘었다. 2015년 기준 7만 6천여 명을 넘어서면서 2009년의 환자 수 2만여 명보다 무려 3배 이상 급증했다.

성조숙증은 정확히 어떤 질환을 말하는 것일까. 의학적으로 성조숙증은 "2차 성징이 평균치의 2표준편차보다 빨리 나타나는 경우를 말한다."고 되어있다. 일반적으로 여자아이의 경우는 8세 이전에 유방 발달이 시작되고, 남자아이의 경우 9세 이전에 고환이 커지기 시작하는 경우로 정의된다. 쉽게 말해서 2차 성징이 또래 아이들의 평균적인 시기보다 2년 정도 빨리 나타나는 증상이다. 남자아이보다는 여자아이에게서 흔하게 발생하기 때문에 성조숙증 질환을 지닌 아이들의 80%이상이 여자아이이다.

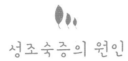

성조숙증의 원인

성조숙증은 왜 생기는 것일까. 성조숙증이 발생하는 원인은 아직 확실하게 밝혀진 것이 없다. 다만 유전적인 요인과 평소 식생활 습관, 위생 수준과 소아비만, 정신적 스트레스 등이 아이들의 조기 성장에 영향을 끼친다고 추정된다. 환경호르몬 문제와 스마트폰 역시 빼놓을 수 없는 요인이다. 원인을 알아야 근본적인 대책을 세울 수 있는 법. 도대체 무엇이 우리 아이에게 성조숙증을 일으키는지 하나하나 꼼꼼히 챙겨보자.

소아비만

예전에는 우량아선발대회라는 게 있었다. 국내 유명 분유회사가 주관하고 방송에서 중계를 할 정도로 국민적 관심을 끈 행사였다. 본래는 튼튼한 아기를 선발한다는 취지였지만 실제로는 몸집이 크고 몸무게가 많이 나가는 아이가 1등을 차지했다고 한다. 그러다보니 우량아라는 말은 튼튼하다는 말과 동일어가 되었고, 튼튼하다는 것은 곧 체중이 많이 나간다는 것과 같은 의미로 통했다. 먹을 것이 넉넉하지 못했던 시절, 잘 먹어 살이 찐다는 것에 대한 호의와 선망을 담은 사회현상이라고 할까. 아이부터 어른까지 사회 전체가 비만을 최대의 적으로 생각하는 오늘날의 시각으로 바라보면 쉽게 이해하기 힘든 풍경이다.

비만이 건강에 좋지 않다는 건 이미 너무나 잘 알려진 사실이다. 하지만 소아비만이 지닌 문제점에 대해서는 다들 그리 큰 경각심을 느끼지 않는 것 같다. 내 아이가 소아비만에 속하면 우선 뚱뚱하다고 아이들에게 놀림을 받지 않을까 하는 걱정부터 앞선다. 고혈압, 심장병, 당뇨 등 성인병에 대한 우려는 당장 눈앞에 벌어진 일이 아니면 막연한 불안감 정도로 가지고 있을 뿐이다. 그러나 그런 여러 가지 문제점들 중 사실은 가장 시급하게 해결해야 할 것이 있다. 바로 성조숙증의 위험성이다. 이유가 무엇일까.

얼마 전 우리 한의원에서 치료를 받은 한 아이의 어머니가 작은 화분 하나를 선물하고 가셨다. 작고 앙증맞지만 번식력이 좋아 분갈이만 잘해주면 무럭무럭 잘 커나가는 다육이였다. 딸아이의 치료를 잘 해주어 감사하다는 마음의 표시라고 하셨다. 어머니의 진심이 느껴져서 그런지 집으로 가져와 침실 창가에 두었는데, 날마다 얼마만큼 자랐을까 바라보는 것이 소소한 일상의 즐거움이 되어버렸다. 평소 의사와 환자는 단순히 진료를 주고받는 차원을 넘어 마음으로 대하는 관계여야 한다고 생각해왔다. 세상에서 가장 소중한 건강과 생명을 매개로 이어진 사이이니 더 말할 나위가 없을 것이다. 그러다보니 화분을 바라볼 때마다, 마치 우리 집 세 아이가 무탈하게 크기를 원하는 엄마의 마음으로 아이를 치료했던 내 진정성을 알아주신 그 어머니의 마음을 되새기게 된다.

일상 속에 도(道)가 있다고 했던가. 날마다 변화를 보이는 그 화분의 다육이를 보며 문득 깨달은 게 있다. 바로 '어린 시절의 비만이란 이렇게 작은 싹과 같겠구나.' 하는 점이다. 여성들이라면 누구든 다이어트를 일생의 숙제처럼 생각할 것이다. 본인이 비만 상태이건 정상의 체중이건 그것이 크게 중요하지는 않다. 지금보다 더 날씬해지는 것에 의미가 있으니 말이다. 하지만 아이들의 비만은 근본적으로 다른 문제이다. 반드시 다르게 생각되어야만 하는 이유가 있다.

어린 시절 비만으로 진단 받은 어린이들 중 80% 이상이 어른이 된 다음에도 비만에 해당하는 체중을 갖게 된다는 보고가 있다. 왜 그런 것일까. 어릴 때 식습관이 어른이 되어서도 변하지 않기 때문일까. 아마 그런 점도 있긴 할 것이다. 그러나 보다 중요한 이유가 있다. 어릴 때의 비만은 지방세포 크기가 증가해서 살이 찌는 어른들의 경우와 달리 지방세포의 숫자 자체가 늘어나는 형태의 비만이기 때문이다. 설사 그렇다 해도 어릴 땐 공부하느라 체중을 관리할 시간이 없으니 일단 학업에 집중하고, 이담에 커서 살을 빼면 되지 않느냐고 반문하는 엄마도 있을 것이다. 전혀 일리가 없는 말은 아니다. 어른이 되어 열심히 다이어트해서 비만도를 낮추고 정상 체중으로 돌아가는 일은 불가능한 일이 아니다.

그러나 회복이 불가능한 게 있다. 지방세포의 크기는 노력에 의해 얼마든지 작아질 수 있지만, 이미 생겨난 지방세포의 숫자는 아무리 노력해도 그 수가 줄어들지 않는다. 어릴 때 비만인 아이는 지방세포의 숫자 자체가 정상 체중인 아이에 비해 많아진 상태이다. 세포 수 자체가 많으니 어른이 되어서도 다른 사람들보다 금세 살이 찐다.

예를 들어 정상 체중 어린이의 지방 세포가 10개라고 하자. 이 아이가 나중에 키가 크고 몸무게가 늘어 어른이 된다 해도 전체 지방세포의 숫자는 변하지 않는다. 어른이 되어서도 총 10개의 지방세포를 지니고 살게 되는 것이다. 이에 비해 정상 체중 어린이보다 지방세포 숫자가 많아진 소아 비만 어린이의 지방 세포를 15개라고 해보자. 이 어린이는 훗날 그 15개의 지방 세포를 고스란히 간직한 채 어른이 된다. 지방 세포가 10개뿐인 사람과 15개인 사람은 누가 더 금방 비만이 될까. 물을 것도 없이 지방 세포 숫자가 많은 쪽이 쉽게 살이 찔 수밖에 없다. 지방의 숫자만큼 부피가 증가하게 된다면 소아비만이었던 어린이는 성인이 되어서도 지방의 총량이 그만큼 더 많기 때문에 자연스럽게 비만으로 이어지게 되는 것이다.

그렇게 되면 당연히 어린 시절 정상체중이었던 사람에 비해 다이어트도 몇 배 더 힘이 들 것이다. 소아 청소년기에 이미 고혈압, 고지혈증, 심장병, 당뇨 같은 성인병의 위험도 높고 성인이 된 후에도 성인병에 더 쉽게 걸릴 수 있다. 그리고 앞에 언급했듯 그 모든 증세들 중 가장 걱정스러운 것은 '성조숙증의 위험'이다.

살이 찐다는 것에 대한 부정적 인식 때문에 지방세포 자체의 이미지를 좋지 않게 생각하는 엄마도 있을 것이다. 하지만 지방세포는 누구나 지니고 있다. 마른 체형의 사람이라고 해도 말이다. 지방은 우리 몸의 중요한 에너지원이다. 지방 세포 그 자체는 나쁜 게 아니다. 그러나 비만이 된다면 사정은 달라진다. 지방세포에서 생성되는 호르몬인 렙틴의 혈중 농도가 상승하게 되면서 때 이른 사춘기를 유발하기 때문이다. 혈중 렙틴 농도는 체지방량에 비례하여 증가한다. 포만감 호르몬이라고 불리는 렙틴은 중추신경계에 체지방량의 정보를 전달하는 역할을 한다. 렙틴의 정보 전달에 의해 우리 몸에 축적된 체지방량이 성적 성숙을 가져올 만큼 충분하다고 판단되면 뇌는 2차 성징을 부르는 성호르몬을 분비하도록 만든다. 비만이 되면 렙틴의 기능이 활발히 진행되면서 성호르몬 분비를 촉진시키는 결과를 가져오는 것이다.

환경호르몬

환경호르몬 역시 빼놓을 수 없는 성조숙증의 발생 요인이다. 아이를 키우는 엄마라면 환경호르몬이 아이들 몸에 좋지 않은 영향을 줄 거라는 막연한 두려움을 갖고 있을 것이다. 그러나 그것이 구체적으로 어떻게 안 좋은지에 대해서는 잘 모른다. 매스컴에서 한 번씩 이슈가 될 때에나 마치 방심하다가 뒤통수를 맞은 것처럼 평소 무심코 사용하는 일상 속의 환경호르몬 노출에 대해 경각심을 갖곤 한다.

얼마 전에는 대형마트와 백화점에서 발행하는 영수증에서 환경호르몬인 비스페놀A와 비스페놀S가 검출됐다는 보도가 나왔다. 가방이나 지갑을 열어보면 항상 영수증이 한 두 장쯤은 손에 잡힌다. 거기 환경호르몬이 묻어있다니 안심하고 살기 참 어려운 세상이구나 하고 걱정부터 앞선다.

환경호르몬은 실제 호르몬이 아닌 인공화합물이다. 우리 몸 안에 들어가면 마치 호르몬처럼 작용하기 때문에 그런 이름이 붙었다. 호르몬은 우리 몸의 몇 군데 기관에서 분비되어 혈액을 따라 흐르다가 목표 부위에 닿으면 비로소 제 역할을 해내는 천연 화학물질이다. 우리가 익히 들어온 성장호르몬처럼 성장과 피로회복에 관여하는 호르몬도 있고, 태아의 뇌 발달이나 생식기 발달에 관여하는 호르몬도 있다. 심지어 체온 조절이나 감정 조절을 담당하기도 한다. 요약하자면, 호르몬은 우리 몸의 기관과 조직이 활동하는 것을 돕거나 억제하는 중요한 물질이다. 적은 양으로도 요리의 맛을 좌우하는 양념처럼 몸에서 극소량이 분비된다. 지나치거나 모자라면 몸의 정상적인 활동이 불가능해지기도 한다.

우리 몸 안으로 호르몬을 분비하는 기관을 통틀어 내분비계라고 한다. 내분비계의 섬세한 조화와 질서가 깨지면 우리 몸의 신체 활동은 일대 혼란이 일어난다. 환경호르몬의 문제는 바로 여기에 있다. 적당량 분비되는 인체 호르몬에 의해 조화롭게 유지되고 있는 내분비계에 환경호르몬이라는 유사 호르몬이 침입하면, 마치 정상 호르몬인 듯 혈액 속을 흐르면서 원래 호르몬과 똑같은 역할을 해버리게 된다. 불행하게도 우리 몸의 각 기관들은 이 가짜 호르몬인 환경호르몬을 진짜 호르몬으로 착각한다. 그 결과 몸이 오작동을 일으키게 된다. 예를 들어 남자에게 여성호르몬인 에스트로겐처럼 작용하여 정자수를 감소시킨다든지, 태아의 뇌나 생식기관이 생겨날 때 잘못된 신호를 주어 치명적인 기형을 유발한다. 발달기 아이들이 제때 성장하는 것을 방해하고 행동 조절에 장애를 가져오기도 한다. 그래서 환경호르몬을 '내분비교란물질'이라고 부르기도 한다.

아이들의 몸에 흡수된 환경호르몬은 성호르몬과 유사한 작용을 하게 되어 성조숙증을 일으키는 한 원인이 된다. 성조숙증 증상을 보이는 아이들의 체내에 축적된 환경호르몬 농도 측정 결과, DDE, PBB, PCB 등 환경호르몬의 농도가 정상적인 아이에 비해 높았다는 한 연구결과가 이러한 사실을 뒷받침해 준다. 푸에르토리코에서 발표된 이 연구에서는 생후 6개월에서 8세 사이에 유방 발달이 시작된 41명의 여자아이와 유방발달이 시작되지 않은 35명의 대조군 여자아이들을 대상으로 혈청 프탈레이트 수치를 검사하고 비교해 보았다. 그랬더니 놀라운 결과가 나타났다. 조기 유방 발달을 보인 여자아이의 약 70%에서 프탈레이트 수치가 높게 나온 것이다. 그에 비해 대조군에서는 한 명(3%)만 높게 나타났다. 참고로 프탈레이트는 딱딱한 플라스틱을 부드럽게 만들어주는 화학물질로 에스트로겐과 유사한 역할을 하는 환경호르몬의 한 종류이다.

정신적 스트레스

스트레스는 만병의 근원. 성조숙증도 예외는 아니다. 스트레스는 정도의 차이만 있을 뿐 없는 사람은 없을 것이다. 스트레스는 우리 어른들의 전유물이 아니다. 아이들도 상당한 스트레스에 시달린다. 입시를 앞둔 수험생은 물론 성장기 아이들도 스트레스가 있다. 적당한 스트레스는 성취의 동기를 부여하고 일상의 자극이 되기도 하는 순기능이 있어 유쾌하게 받아들일 수도 있다. 그러나 어른에 비해 스스로를 다스릴 수 있는 능력이 부족하고 스트레스를 풀 여가활동을 주체적으로 하기 힘든 아이들은 스트레스가 곧 질병으로 이어지기 쉽다. 아이들이 심리적으로 억압을 받으면 뇌하수체의 호르몬 조절 능력이 떨어지고 이것이 성장호르몬의 불균형을 가져오면서 성조숙증을 유발할 우려가 있다.

스마트폰

아이들이 TV화면이나 인터넷을 통해 자극적인 이미지나 영상에 무분별하게 노출되는 것도 성조숙증의 원인으로 꼽히고 있다. 특히 필요 이상으로 성적인 자극을 자주 받게 되면 아이들의 뇌신경을 자극하여 호르몬 분비에도 영향을 주게 된다.

수면부족

요즘 아이들은 정규수업을 마치고도 집으로 갈 수가 없다. 방과후 활동과 학원에 가야하기 때문이다. 곧장 집으로 가는 아이들은 과외수업을 받는 경우가 태반이다. 게다가 공부를 다 끝낸다 해도 쉽게 잠 들 수가 없다. 학교에서 개최하는 온갖 대회 준비를 해야 하고, 독서며 동아리 활동, 수행평가 준비 등으로 새벽 늦게까지 깨어있어야 한다. 그러다보니 잠시간이 절대적으로 부족하다. 안타깝게도 늦은 취침과 부족한 수면시간은 성장호르몬의 불균형을 유발하기 쉽다. 그 결과 성조숙증을 불러올 소지가 다분해지는 것이다.

유전적 요인

엄마가 자기 또래 친구보다 초경이 빨랐다면 딸 역시 일찍 사춘기에 접어들거나 성조숙증이 올 가능성이 있다. 또한 어린 시절 다른 아이들에 비해 키가 큰 편이었지만 고등학교 무렵 일찌감치 성장이 끝나 작은 키에 속하게 된 아빠를 지녔다든지, 일찍 찾아온 사춘기 때문에 어른이 되었어도 여드름의 흔적이 피부에 남게 된 부모의 아이라면 유전적으로 성조숙증의 위험성을 더 많이 갖고 있다.

한방에서 본 성조숙증의 원인

한방에서는 앞에 적은 여러 가지 원인들 외에도 몸 내부의 병증을 중요한 요인으로 여긴다. 성소숙증을 불러일으키는 병증은 일반적으로 음허화왕(陰虛火旺), 간울화화(肝鬱化火), 비허습온(脾虛濕蘊) 등 세 가지로 요약된다. 한자로 표현되니 몹시 어려워 뵈지만, 숨은 원리를 알고 보면 성조숙증 혹은 빠른 사춘기가 온 아이의 평소 증세와 일치되는 면이 많아 공감 가는 엄마들이 대부분일 것이다.

음허화왕(陰虛火旺)

한자 그대로 풀이하자면 음이 허하고 화가 왕성하다는 이야기이다. 즉 음의 정기가 축나서 없어지거나 부족하고 허열이 심하게 뜨는 상태이다. 사람의 몸은 정적이고 차분하고 시원한 음의 기운과 활발하고 적극적이고 더운 양의 기운이 적절히 조화를 이루어야 건강하다. 그런데 음허화왕증이 생기면 몸 안에 음양의 균형이 무너져 음의 기운이 손실되고 상대적으로 양의 기운만 넘쳐흐르게 된다. 음의 기운이 앞서면 우리 몸에서는 차가운 한기가 들고, 양의 기운이 더 많아지면 열이 나는 증세를 느낄 수 있다. 음이 허해지고 양이 득세하여 차갑고 뜨거운 한열(寒熱)의 균형이 깨지면 몸 안에 열기가 우세하니 당연히 진액도 말라버린다.

그 결과 가슴 속에 열이 차오르는 듯 답답하고 편안하지 않아 쉽게 화를 낸다든지, 손 발 바닥이 달아오르는 것처럼 열이 나고 더위를 참지 못하며, 입안이 마르고 목안이 아프다. 변비가 심해지고 아이들의 경우엔 성에 대해 이른 관심을 갖게 되기 쉽다.

간울화화(肝鬱化火)

간기(肝氣)가 뭉치고 맺혀서 화(火)가 발생한 상태이다. 한의학에서 볼 때 간은 우리 몸의 혈을 깨끗하게 해주는 해독기능을 담당하는 장기이다. 노(怒)하거나 화나는 감정을 삭이고 식혀서 가라앉혀주는 역할도 간의 중요한 기능 중 하나이다. 그런 감정들을 동반하기 마련인 스트레스가 지나치게 많으면 간에 과부하가 걸려 제 기능을 못하게 되고 기운이 막혀 울체가 된다. 간의 기운이 울체되면 열이 발생하게 되는데 열이 많아지면 화를 더 잘 내거나 성격이 급하고 산만해지는 악순환이 계속된다.

한의학에서는 맥을 짚어보는 맥진으로 몸의 건강상태와 질병 여부를 파악하기도 한다. 특히 간맥(肝脈)은 자궁과 난소의 기능 조절을 담당하는 충임맥(衝任脈)과 연결되어 있다. 간이 제 역할을 못하고 열이 쌓이면 충임맥을 손상시킨다. 더 큰 문제는 간에 지속적으로 쌓인 열이 화(火)가 되면서 성조숙증이 생기기 쉬워진다는 점이다. 아이들에게 스트레스가 쌓이지 않도록 조심해야 하는 이유다.

비허습온(脾虛濕蘊)

우리가 흔히 비위가 약하다는 말을 쓸 때의 그 '비(脾)'란 바로 인체 내 장기 중 비장을 말한다. '지라'라고도 부른다. 비장은 혈액 속에 있는 세균을 죽이거나 노쇠한 적혈구를 없애는 등 혈관의 청소부 역할을 하는 장기이다. 우리 몸의 진액 중 하나인 림프액을 관장하기도 한다. 그런데 선천적으로 비장의 기운이 허약하게 태어났거나 잘못된 섭생으로 비장의 힘이 달리면 몸 안의 습(濕)을 다스릴 수가 없어 습의 기운이 정체된다. 습은 혈액이나 림프액, 눈물, 침 같은 체액(진액) 등 습기를 말한다. 습의 기운이 정체된다는 것은 체액의 순환이 원활하지 않다는 의미이다.

습의 기운이 막히면 체중이 증가하고 비만이 되기 쉽다. 평소 차멀미가 잘 나거나 구토, 식욕부진이 온다. 반대로 폭식 증상과 함께 눕는 걸 좋아하고 무기력하거나 땀이 많은 경우도 있다. 어지럽거나 두통을 호소하기도 한다. 습이 장기의 어느 한 부분에 정체되어 탁하고 걸쭉하게 뭉치면 습담(濕痰)이 생기게 된다. 담(痰)이란 말이 낯설어 보이지만 우리네 일상 속에서도 흔하게 쓰인다. 바로 근육에 담이 들었다는 표현이다. 체액이 순환하다가 삐거나 접질린 부위에 응축되어 맺히면 아프고 결리게 되는 걸 담이 들었다고 하는데 그때의 담과 같은 의미이다. 담은 열을 발생시킨다. 한자 자체를 봐도 불 화(火)자가 두 개나 들어있으니 열이 쌓여 있다는 뜻임을 짐작해볼 수 있다. 습의 순환 부전으로 습담이 뭉치면 열이 동반되어 성조숙증을 일으키기 쉬워진다.

성조숙증의 문제점

첫 아이를 임신했을 때 나는 편히 쉴 수 있는 입장이 아니었다. 내가 쉬면 나를 보고 찾아오시는 환자분들은 누가 봐드리나 하는 책임감이 앞섰다. 그러다 보니 좀 무리가 되었던지 첫 딸 아이의 출생 시 몸무게가 정상치보다 적게 나갔다. 아이한테 미안한 생각도 있고 해서 대신 수유며 이유식에 몇 배의 신경을 써서 키웠다.

다행히 아이는 태어날 때 작았던 것을 만회라도 해주는 듯 쑥쑥 자랐다. 항상 또래 아이들보다 키가 커서 앞으로 키에 관해서는 별 걱정 없겠구나 하는 안도감이 있었다. 그러나 그때만 해도 그게 문제가 될 줄은 꿈에도 짐작하지 못했다. 아이가 예상치 못한 나이에 첫 생리를 시작하고 나서야 나는 바로 그 '너무 빨리 자란다.'는 것의 함정을 실감하게 된 것이다.

다른 아이들보다 초경이 1년 이르게 시작되는 빠른 사춘기가 찾아오거나, 2년 빨리 시작하는 성조숙증이 나타난 아이들은 공통적 특징이 있다. 그중 하나는 출산 시 작게 낳았지만 또래 아이들보다 훨씬 빨리 키가 큰다는 점이다. "작게 낳아 크게 키우라."는 옛 말이 있듯 아이를 작게 낳은 엄마들은 아이를 키우면서 일종의 보상

심리처럼 아이 몸에 좋다는 온갖 것을 다 해주기 마련이다. 그러한 정성은 영양 과잉을 낳기 쉽고, 결국은 아이에게 빠른 사춘기나 성조숙증이 나타나는 한 원인이 되기도 한다.

'빨리 크면 좋지 뭘 그래.'라고 생각하는 사람들이 있을지도 모르겠다. 그러나 빨리 크는 것과 제대로 크는 것은 다르다. 초등학생이면 아직 몸의 발달이 채 이루어지지 않은 상태이다. 발달이 미숙한 상태에서 초경을 시작하면 생리통이 심해질 수 있고 생리 불순의 위험성도 크다. 또한 여성호르몬에 노출되는 기간이 길어지면서 유방암과 난소암의 발생 가능성도 높아질 수 있다.

그러나 그 모든 위험성보다 더 절박한 것이 있다. 이른 사춘기로 인해 더 이상 키가 자라지 않게 될 확률이 커지는 것이다. 특히 여자아이의 경우는 초경 시작 후 1~2년 이내에 키 성장이 멈추게 된다. 남자아이의 경우도 이른 사춘기 증상으로 인해 최종 키가 작아질 수 있다.

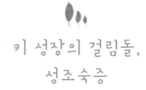

키 성장의 걸림돌, 성조숙증

사람은 일생 동안 딱 두 번의 급성장기가 있다. 출생 직후부터 만 2세까지와 사춘기 시절이다. 제1차 급성장기로 불리는 만2세까지의 성장 단계에서 아기는 2년 동안 무려 30~40cm나 키가 큰다. 출생 당시 약 50cm 전후이던 아기의 키는 만 2세가 되면 약 85~87cm까지 자란다. 아이를 키워본 엄마라면 매달 소아과 검진을 받으러 갈 때마다 쑥쑥 커가던 아이의 키와 몸무게를 기억할 것이다. 산부인과에서 출생 당시 찍어준 아기 발 스탬프 크기와 만 24개월이 되었을 때의 발 크기를 비교해보면 그 괄목할 변화를 체감할 수 있다.

만 2세 이후에는 키 성장이 주춤해진다. 그래도 사춘기 이전까지 매년 4~6cm 정도는 키가 커야 정상이다.

이후 아이의 키가 껑충 크기 시작하는 시기가 다시 한 번 온다. 사춘기 시절이다. 사춘기는 개인적인 차이가 있긴 하지만 대략 여자아이는 만 10세~11세 전후, 남자아이는 그보다 늦은 만 12세 전후로 시작되어 만 15~16세까지 지속된다. 여자아이는 이 기간 동안 1년에 6~10cm이상 크게 되고 남자아이는 8~12cm가 자란다. 사춘기 이후에는 성장 속도가 현저히 줄게 된다. 여자아이는 만 14~16세 정도면 성장이 멈추게 되고, 남자아이의 경우에도 만 16세~18세 정도면 성장이 거의 끝나 어른 키에 도달한다.

그런데 여기서 주목해봐야 할 점이 있다. 여자아이든 남자아이든 2차 성징이 본격화되면 키 성장이 점차 둔해지다가 결국은 멈춘다는 사실이다. 특히 여자아이의 경우 초경이 시작되면 키 성장이 더뎌진다. 보통 초경을 시작하는 나이는 만 12세~13세이다. 여자아이들의 경우 사춘기가 시작되는 만 10세 정도부터 초경을 시작하기 전까지는 1년에 6~10cm 정도로 키가 부쩍 큰다. 그러나 초경을 시작하면 사춘기가 끝날 때까지 2~3년간 총 6cm정도밖에 자라지 않게 된다. 남자아이의 경우도 턱수염이 생긴다든지 액모(겨드랑이 털)가 자라나기 시작하면 1년에 2cm 미만으로 자라다가 성장이 멈춘다.

그렇기 때문에 키 성장은 시기가 특히 중요하다. 시기를 놓치면 아무리 노력한다고 해도 원하는 결과를 얻기 힘들다. 엄마 마음 같아서는 길지 않은 그 기간 동안만이라도 아이들이 한껏 컸으면 얼마나 좋겠는가. 그런 엄마의 바람을 여지없이 무너뜨리는 게 바로 성조숙증이다.

키는 다른 아이보다 일찍, 빨리 자란다고 좋은 게 아니다. 일찌감치 키 성장을 시작하면 남들은 한창 자랄 나이에 이미 성장이 끝나 버리기 때문이다. 아이들의 키가 쑥쑥 클 수 있는 황금기인 사춘기 이전에 이미 조기 성장이 시작되어 2차 성징이 본격적으로 나타나게 되면 키를 키울 수 있는 절호의 기회를 놓치게 된다. 성조숙증이 생기면 아이의 키 성장 시기를 앞당긴 만큼 키 성장이 완료되는 시기도 빨라져 또래 친구들보다 일찌감치 성장을 마쳐버리게 된다.

더욱 큰 문제는 신체의 발달과 정신의 발달이 보조를 맞추지 못하고 어긋난다는 데 있다. 생리가 시작된다는 것은 성인과 다를 바 없는 몸 상태가 되는 것이다. 하지만 성조숙증이 생긴 아이들은 정신적으로 아직 천진난만한 어린이이다. 신체적으로도 성인과 달리 발달이 진행 중인 미성숙한 몸이다. 그런 상황에서 또래보다 2차 성징만 더 빨리 오게 되면 '나만 다르다.'는 불안감이 생길 수 있다. 친구와 조금만 달라도 혼자만 따로 뚝 떨어진 것 같은 소외감을 느끼는 시기인 만큼, 스스로를 친구 집단에서 고립시킬 위험성도 있다. 심지어 어떤 아이들은 정체성에 혼란을 겪기도 한다. 사춘기의 빠른 시작으로 인한 그런 문제들로 인해 아이는 심한 스트레스를 느끼게 되고 이는 자신감 결여로도 이어질 수 있다.

성조숙증의
진단과 치료

성조숙증 치료 왜 해야 할까

　예전에 비해 여자아이들의 초경 시기가 빨라지긴 했다. 전 세계
적으로 생활수준이 향상되면서 영양 상태를 비롯한 여러 가지 사회
문화적 환경의 변화로 인한 현상이라 추측된다. 그런 이유로 성조
숙증을 단순히 최근의 시대적 경향이라고 생각하기 쉽다.

　하지만 일단 의심 증상이 보이거나 성조숙증이 시작되었다면 반
드시 적절한 치료를 통해 증상의 진행과 악화를 막아야만 한다. 성
조숙증으로 진단받았지만 치료를 하지 않을 경우 성조숙증이 아이
에게 미치는 영향은 단순히 성장속도가 빠른 증상 차원에서만 끝나

는 게 아니다. 아이는 성인이 된 후에도 성조숙증으로 인한 몇 가지 중대한 후유증을 겪게 된다.

우선 성조숙증을 방치하면 앞에서 짚어본 것처럼 아이에게 성장 장애가 생긴다. 급성장기가 빨리 찾아온 아이들은 그만큼 성장판도 일찌감치 닫힌다. 그 때문에 정상적인 사춘기를 겪는 아이들보다 성인이 되었을 때의 신장이 상대적으로 작아질 확률이 높아진다. 게다가 부모에게서 물려받은 유전적인 키와 어느 선까지 자랄 수 있겠다고 추정되는 본인의 예측키보다 훨씬 작아지는 결과를 낳는다. 더 키우지는 못할망정 마땅히 자랄 수 있는 키에도 못 미치게 되는 것은 참으로 안타까운 일이다.

두 번째, 호르몬의 불균형으로 인한 신체적 문제를 겪을 수 있다. 성조숙증의 증상이 나타나는 것은 호르몬 분비의 균형이 깨졌다는 것을 의미한다. 성호르몬이 정상적인 상태보다 더 빠르게 분비됨으로써 몸 안에서 서로 조화를 이루며 생체활동을 유지하는 다른 호르몬들까지 균형을 잃게 된다. 특정 호르몬 분비의 불균형은 그 호르몬의 영향을 받는 질환으로의 유병률을 높이게 된다. 성조숙증만으로도 벅찬 아이의 건강에 심각한 위협이 올 수도 있는 것이다.

세 번째, 성조숙증으로 인해 아이가 정서적 불안감에 빠지면서 사회성 발달이 저해될 우려가 있다. 사춘기 아이들은 급변하는 호르몬 분비로 인해 감성이 예민하고 섬세해진다. 제 때 사춘기가 시작된 청소년은 친구들과 교류하고 서로 공감대를 형성하면서 사춘기라는 불안정한 시기를 무난하게 극복할 수 있다.

그러나 성조숙증에 의해 아직 정신적으로는 어린 아이가 몸만 어른으로 갑자기 변하게 되면, 아이는 자신만 또래 친구들과 다르다는 불안감과 소외감, 몸의 변화를 스스로 받아들이지 못하는 데서 오는 충격 등으로 매우 큰 스트레스를 받게 된다. 특히 여자아이의 경우는 초등학교 저학년인 어린 나이에 초경을 겪게 되면 심리적 충격이 더 큰 편이다. 내가 치료했던 한 아이는 생리 때마다 마치 자신이 남들 몰래 무슨 나쁜 짓이라도 저지르는 것 같은 부당한 느낌에 사로잡히곤 했다.

이처럼 여러 가지 문제를 일으킬 수 있는 성조숙증은 그냥 내버려둬도 되는 단순한 증세가 아니다. 치료되지 않으면 아이의 정신적 육체적 건강을 심각하게 위협하는 명백한 질병이다. 아이에게 성조숙증 증세가 나타났다면 반드시 적절한 치료를 받게 해야 한다.

성조숙증 치료의 성패는
골든타임에 달렸다

첫 딸의 이른 생리 시작이라는 예기치 못한 해프닝에 당황했던 나는 다시 얼마간의 시간을 속절없이 흘려보냈다. 마음 한 구석에는 늘 더 늦기 전에 치료를 서둘러야겠다는 생각이 자리하고 있었

다. 하지만 아침부터 밤늦게까지 진료를 마치고 나면 녹초가 되어
버리기 일쑤니 아이를 검사할 여력 같은 게 남아있지 않았다. 그렇
다고 일과 시간 중에 줄 서서 기다리는 다급한 환자들을 외면한 채
내 식구를 먼저 챙기기도 어려웠다. 본의 아니게 차일피일 미루다
보니 마음 한편에 느슨한 생각이 자리 잡기 시작 했다. '그래, 우리
딸만 하는 것도 아니고 여자라면 다들 하는 건데 뭐. 조금 이르다
뿐이지 아주 성조숙증은 아니잖아.'

　하지만 그렇게 안이하게 대처한 것이 후일 뼈아픈 후회로 다가
올 줄 누가 알았겠는가. 초경 시작 후 6개월 남짓 되었을까. 1년에
7cm 이상 자라던 아이의 키 성장 속도가 현저히 더뎌졌다. 나는 정
신이 번쩍 들었다. 등잔 밑이 어둡다는 말이 있다. 성조숙증과 빠른
사춘기를 치료 중인 아이들에게 어떤 문제가 발생하는지 늘 보고
겪으면서도 내 딸에 대해서는 잠시 마음을 놓았었다. 그런데 이른
초경의 폐해가 당장 눈앞의 현실로 보이니 마음이 다급해진 것이
다. 잊고 있던 불안감이 도로 엄습해왔다. 이대로 있다가는 정말 후
회하겠구나 하는 생각이 들었다. 서둘러 검사를 하고 치료에 들어
갔다. 일은 여전히 바쁘고 시간도 나지 않았지만 무리해서라도 움
직이게 된 것은 키가 좀 더 컸으면 좋겠다는 아이의 한마디 때문이
기도 했다. 일도 일이지만 아이가 혹시라도 키 때문에 정신적 스트
레스를 받아서는 안 될 것이다.

　그로부터 몇 년이 흘렀다. 이른 생리를 시작하는 아이들이 대부

분 비만 치료가 필수인 경우가 많지만 딸아이는 체격이 날씬한 편이어서 비만을 치료할 필요는 없었다. 대신 탕약을 복용하게 하고 식단조절과 함께 운동요법을 철저히 병행시키는 치료를 했다. 그 결과 키 성장이 꾸준히 진행되어 초경 당시보다 10cm가 더 컸다. 열심히 치료에 매진한 덕인지 현재 신장은 표준 키보다 조금 더 크긴 하다. 하지만 어렸을 때부터 또래보다 월등히 큰 아이였던 기억을 떠올리면 가끔은 어쩔 수 없는 자책감이 드는 게 사실이다. 그게 타고난 키라면 할 수 없는 일이다. 그러나 혹시 내가 처음 6개월간 방심했던 일이 더 많이 자랄 수 있는 아이의 키를 못 크게 한 건 아닐까 하는 생각만큼은 지울 수 없다. 아이가 치료 받느라 고생하는 것도 모두 내 탓인 것 같아 영 마음이 편치 않았다.

돌이켜보면 생리 시작 전 아이는 내게 제 몸에서 일어나는 변화에 대해 지나가는 말처럼 이야기했었다. 그런데 그때는 대수롭지 않게 여겼었다. 그것이 머지않아 초경이 시작될 징조라는 생각은 꿈에도 하지 않았던 것이다.

아이가 신호를 보냈을 때 아무리 바빠도 시간을 내서 미리 미리 검사를 받았더라면...초경을 조금이라도 늦추는 합리적 방법을 찾았더라면...아니 초경이 시작된 이후라도 6개월을 그렇게 방치하지만 않았어도...모두가 때늦은 후회일 뿐이다. 아마 그때 놓쳤던 시간에 대한 아쉬움은 딸아이를 볼 때마다 두고두고 미안함으로 남을 것이다.

딸아이의 경우에서 절절히 느낀 바가 있기 때문에 나는 그 일을 계기로 성조숙증에 대해 더욱 치열하게 파고들게 되었다. 환자와 부모에 대해서도 그 이전보다 확실히 심정적 공감이 더 깊어졌다. 내 자신이 그런 일을 겪고 나니 같은 치료를 한다 해도 전혀 다른 마음으로 보게 되는 것이다.

무엇보다 미리 예방하는 일의 중요성을 절감하게 되었다. 임산부 산후 조리 특강이나 초보엄마를 위한 육아 강의 등에 나가 강의를 할 때면 특별히 사전 관리의 중요성을 엄마들에게 강조하곤 한다. 어릴 때 식단부터 조심 또 조심해야 하고 아이가 초등학생이 되기 전에 미리미리 체크해서 꼭 검사를 받아보라고 이야기한다. 또한 큰 딸의 경우를 거울로 삼아 둘째 아이는 훨씬 이전부터 관심을 갖고 관리를 해주게 되었다. 그 덕에 둘째는 빠른 사춘기 없이 순조롭게 잘 성장하고 있다.

그처럼 성조숙증 치료에는 놓치면 안 되는 '골든타임'이 있다. 또한 성조숙증 치료에 있어 제일 중요한 것은 조기 진단과 조기 치료이다. 치료를 일찍 시작할수록 더 좋은 치료 효과를 볼 수 있다. 성조숙증이 이미 시작되었다면 성장판이 닫히기 전에 적절한 치료를 받는 게 좋다. 미리부터 겁을 먹거나 지나치게 걱정할 필요는 없다. 단계별로 적확한 치료법이 있고 예방도 가능하기 때문이다. 그러나 시기를 놓치지 않아야 보다 치료효과가 높아진다. 시기를 놓치면 그만큼 비용도 많이 들고 아이도 부모도 고생은 고생대로 하는 고통을 겪게 될 수 있기 때문이다. 내 경우처럼 시기를 놓쳤다는 후회를 갖게 될 수도 있다.

다행히 성조숙증이 시작되지 않았다면 미리 대비를 하는 것이 현명하다. 특히 여자아이의 경우 만 10세가 되기 전에 시작하는 것이 좋다. 성장기 어린 딸아이를 둔 부모라면 지금 당장 아이를 잘 살펴보자. 우리 아이가 성조숙증으로부터 안전하다고 확신할 수 없다면 '바로 지금'이 성조숙증을 의심해봐야 할 최적의 타이밍이다.

성조숙증의 증상과 2차 성징

성조숙증은 구체적으로 어떤 증상일까

초등학교 3~4학년이 되기 전에 사춘기 증상인 2차 성징이 두드러지게 나타난다면 성조숙증을 의심해 봐야 한다. 평소 성조숙증의 증상들에 대해서 미리 알아두고 잘 기억하며 혹시 우리 아이가 해당되는지 신경을 기울이면 설사 우리 아이에게 성조숙증이 찾아왔다 해도 빠른 치료와 예방이 가능할 것이다. 특히 만 8~9세 이전의 아이를 둔 부모라면 아래 적힌 체크리스트를 꼼꼼히 기억해주었으면 좋겠다. 구체적으로 어떤 내용이 성조숙증의 증상일까. 한 번 체크해보자. 증상을 체크한 후에 '혹시 우리 아이가?'라는 의심이 든다면 반드시 전문의의 도움을 받아야 한다.

❶ 가슴에 멍울이 만져지기 시작한다. ☐

❷ 가슴이 살짝만 부딪혀도 아파하거나 불편한 기색을 보인다. ☐

❸ 음모나 액모가 자라기 시작한다. ☐

❹ 머리냄새는 물론 땀 냄새가 부쩍 난다. ☐

❺ 얼굴의 피지분비가 늘어나고 여드름이 난다. ☐

❻ 갑자기 키가 1년에 7~8cm 이상 자랐다. ☐

아이가 위 증상 가운데 1~2개에 해당한다면 성조숙증을 의심해 볼 수 있다. 만약 3개 이상 해당한다면 이미 성조숙증 초기 증상이다. 부모가 미리 신경을 써주면 성조숙증을 예방할 수도 있다.

우리 아이가 다른 아이에 비해 성조숙증 위험성이 더 높은지 여부도 함께 알아보자.

성조숙증 '한 번 더' 체크리스트 ✔

❶ 엄마의 초경이 남들보다 빨랐다. ☐

❷ 아빠의 성장이 남들보다 빨리 멈췄다. ☐

❸ 저체중으로 태어났는데 아이의 성장이 빠르다. ☐

❹ 아이가 과체중이거나 비만이다. ☐

❺ 엄마 아빠의 평균 키에 비해 아이가 많이 큰 편이다. ☐

아이가 위의 항목 가운데 2개 이상의 항목에 해당하는 경우라면 성조숙증이 생길 가능성이 평균보다 높은 편이다. 아이가 초등학교에 입학하기 전부터 미리 신경을 써주어야 한다. 다시 한 번 강조하지만 성조숙증 치료는 빨리 시작할수록, 제때 치료할수록 치료효과가 높아지는 질병이기 때문이다. 성조숙증은 조기진단과 치료가 무엇보다 중요하다.

2차 성징의 증상

한 여자아기가 엄마와 함께 진료실로 들어왔다. 엄마의 얼굴엔 근심이 가득하다. 차트를 보니 아이는 이제 초등학교에 갓 입학한 나이였다. 요즘 들어 성조숙증 환자들이 부쩍 늘고 있기 때문에 나는 직감적으로 엄마의 고민이 무엇인지 짐작이 갔다. 엄마는 한숨 섞인 하소연을 털어놨다.

"아이가 갑자기 가슴에 멍울이 생겼어요. 속옷에 스치기만 해도 아프다네요."

그렇게 말하는 엄마의 속내는 '이것저것 챙겨줘야 할 것도 많고 아직 아기 같은데 벌써 가슴 멍울이라니…'하며 가슴 아파하는 눈치다. 상세히 문진을 해보니 처음 예상대로 아이는 성조숙증 증상을 확실히 보이고 있었다. 이처럼 딸아이의 성조숙증을 의심하여 진료실을 찾아오는 대부분의 엄마들이 제일 처음 발견하는 증상은 아이의 가슴에 멍울이 생기는 것이다. 실제로도 유방 발달은 성조숙증을 진단할 수 있는 대표적인 증상이다.

딸을 가진 엄마라면 보통 여자아이들이 언제 가슴 멍울이 생겨야 정상인지 반드시 알아두어야 한다. 앞서 살펴본 바와 같이 성조숙증은 2차 성징이 나타나는 평균적인 시기보다 2년 정도 일찍 몸의 변화가 나타나는 증상을 말한다. 우리나라의 경우 여자아이는 초등학교 2~3학년에 해당하는 만 8세 이전에, 남자아이는 초등학교 3~4학년에 해당하는 만 9세 이전에 2차 성징이 눈에 띄게 나타난다면 성조숙증을 의심해보아야 한다. 다음은 부모가 꼭 알아두어야 할 2차 성징의 증상이다.

부모가 꼭 알아두어야 할 2차 성징의 증상

남자아이의 변화	공통적인 변화	여자아이의 변화
• 고환, 음낭, 음경이 커짐	• 겨드랑이와 생식기 주변에 털이 남 • 머리와 겨드랑이에서 강한 체취가 남 • 몸에 피지 분비가 왕성해지면서 얼굴이나 등에 여드름이 남	• 가슴에 멍울이 잡히고 봉긋해짐 • 엉덩이가 커짐

아이가 여성호르몬인 에스트로겐이나 남성호르몬인 테스토스테론의 영향을 받는 것은 엄마 뱃속의 태아로 있을 때이다. 이 단계에서는 생식 기관을 발달시키기 위해 여자아이에게는 여성호르몬이 남자아이에게는 남성호르몬이 반드시 필요하다. 그러나 아이가 태어난 이후에는 사춘기가 되기 전까지 성호르몬이 분비되지 않는다. 성 기관보다는 다른 기관의 발달이 먼저 진행되어야 할 몸의 필요성 때문이다. 다른 기관들이 모두 성장해서 성숙해지면 몸에서는 다시 성호르몬이 분비되어 성기관의 발달을 촉진시킨다. 그것이 사춘기이다.

사춘기 때 성 징후가 나타나는 것을 2차 성징의 발현이라고 일컫는 이유는 성기관이 만들어지던 태아 때의 첫 번째 성징 발현 다음으로 몸에 찾아오는 두 번째 성기관의 발달이기 때문이다. 성조숙증의 문제점은 다른 기관의 성장이 채 이루어지기도 전에 성 기관의 발달이 본격화 된다는 것이다.

몸이 어느 정도 성장을 하고 이제는 본격적으로 생식이 가능한 성인이 되기 위해 준비를 시작하는 사춘기 때 몸 안에서 먼저 나타나는 변화는 뇌의 시상하부와 뇌하수체의 활성화이다. 이후 여자아이는 난소에서 여성 호르몬이 분비되는 과정을 거치는데 이때 제일 먼저 가슴이 커진다. 다음 단계로 음모가 발달하고 급격한 키 성장과 함께 여드름 등이 나타난다. 남자아이의 경우는 고환에서 남성호르몬이 분비되면서 고환의 크기가 커지고 역시 음모 발달, 급격한 키 성장, 여드름의 순서로 변화가 진행된다. 여자아이의 유방 발달과 남자아이의 고환 크기가 커지는 현상은 2차 성징이 나타남을 알리는 첫 신호인 것이다.

이 중 가슴 멍울 다음으로 신경 써서 살펴보아야 할 것이 아이들 얼굴에 돋아난 여드름이다. 얼마 전 8세 여자아이가 엄마와 함께 병원을 찾아왔다. 아이의 이마에는 염증성 여드름이 돋아 있었다. 처음에는 좁쌀처럼 생겨나기 시작하더니 빨갛게 커졌다고 한다. 엄마는 일시적인 뾰루지라고만 생각했다. 그러다 점점 화농성으로 번지게 되자 혹시 이게 여드름이 아닐까 하는 의구심이 들었다고 했다. 상태를 점검해보니 뾰루지가 아닌 여드름이 확실했다. 만 7세밖에 안 된 아이에게 벌써 여드름 증세가 나타나고 진행됐다는 것은 성조숙증이 의심되는 상태이다. 그런 소견을 밝히니 어머니의 얼굴에 걱정스런 표정이 스친다.

성조숙증의 주요 지표 중 하나는 피부 분비가 왕성해져서 나타나는 여드름이다. 사춘기의 상징처럼 여겨지던 여드름은 일반적으로 중학교 이후에 발생했으나 근래에는 초등학생 때부터 발생하고 있다. 최근 대한 여드름 학회의 조사에 의하면 초등학생 10명 중 4명이 여드름을 앓는다고 한다. 학년별 여드름 발병률은 1학년 때 20.2%, 2학년 22.5%, 3학년 27%, 4학년 39.7%, 5학년 48.9%, 6학년 54.1% 등으로 나타났다. 조사 결과를 자세히 살펴보면 아이들의 여드름 발병률은 4학년이 되면서부터 급격히 높아졌다. 그러다가 5~6학년이 되면 초등학생 2명 중 1명이 여드름 환자가 된다. 여드름 발병 연령이 예전에 비해 확실히 앞당겨졌음을 알 수 있다. 이는 어린이들의 성장속도가 점차 빨라지고 있다는 사실의 방증일 것이다.

성조숙증 어떻게 치료할까

성조숙증은 예방이 최선이지만, 이미 발생했다 해도 절망에 빠질 필요는 없다. 성조숙증이 시작된 이후에는 2차 성징 발현의 진행을 늦추면서 성장판이 일찍 닫히는 것을 지연해주는 치료로 바른 성장을 도와주면 된다. 성조숙증의 치료는 하루아침에 이루어지는 게 아니라 성조숙증을 부르는 식습관과 불규칙한 생활습관의 개선, 주기적인 운동 등이 꾸준히 병행되어야 한다. 또한 아이가 심리적 안정감을 가질 수 있도록 좋은 가정 환경을 만들어주려는 부모의 노력이 필요하다. 무엇보다 아이가 하고 싶은 말에 귀를 기울여주고 아이의 선택을 존중하며 아이를 하나의 온전한 인격체로 바라봐주는 자세가 갖추어져야 한다. 그것은 육아의 기본원칙이지만 실천하기 쉽지 않은 일이다. 또한 아이의 현재 상황과 병의 추이를 누구보다 잘 알고 있고 수시로 허심탄회하게 아이의 일상을 함께 의논할 수 있는 주치의가 꼭 필요한 치료이기도 하다.

성조숙증의 분류와 빠른 사춘기

성조숙증은 진성 성조숙증과 가성 성조숙증, 불완전형 성조숙증으로 나뉜다. 진성 성조숙증이란 뇌하수체, 시상하부, 생식샘(난소나 고환) 축의 기능이 활성화 되어 성호르몬이 분비되며 그로 인해 2차 성징이 나타나는 성조숙증이다. 진성 성조숙증이 발생하는 이유는 대부분 원인을 알 수 없는 특발성일 경우가 많다.

그에 비해 가성 성조숙증은 2차 성징이 나타나긴 하지만 뇌하수체, 시상하부, 생식샘 축의 활성화가 관찰되지 않는다. 부신이나 생식샘 등의 병적인 원인에 의해 성호르몬이 과다 분비되어 나타난 조숙 증세이기 때문이다. 가성 성조숙증은 다양한 원인에서 비롯된다. 신체 기관이나 기능의 선천적 이상에 의한 것일 수도 있고 후천적으로 몸 내부에서 종양 등 원인 질환이 발생할 수도 있으며 성호르몬제제 섭취나 피부를 통한 흡수 등 외부 요인에 의해 발생할 수도 있다.

성조숙증은 여자아이에게 압도적으로 더 많이 생기는 질환이다. 여자아이의 성조숙증은 특별한 원인 없이 발생하는 특발성인 경우가 95%에 이른다. 남자아이의 경우 성조숙증이 생겼다면 뇌의 이상 등 중추신경계의 기질적 질환이 원인일 경우가 많다. 그러나 가슴에 멍울이 생기고 크기가 커진다고 해서 무조건 성조숙증으로 진단하고 치료를 시작해야 하는 것은 아니다. 살이 찌면서 가슴에도 살이 붙어 커 보이는 경우도 있다. 혹은 다른 기관에 비해 가슴만 일찍 발달하는 조기 유방 발육 증세일 수도 있다. 그 외에 조기음모 발달증과 조기초경발생 증세도 있는데 이 두 가지 증세와 조기유방 발육증을 함께 묶어 불완전형 성조숙증이라 부른다. 불완전형 성조 숙증에 속하는 아이들을 검사해보면 진성성조숙증과 달리 키, 몸무 게와 뼈 나이, 호르몬 농도 등이 정상범위에 속해있다.

조기 유방 발육증은 음모나 액모 발달이라든지 여드름 같은 다른 사춘기 증상이 동반되지 않고 단순히 유방 발달만 나타나는 증세를 말한다. 특별한 이유 없이 유방 발달을 촉진하는 기능이 일시적으 로 활발해져서 생기며 드물게 몇 년 간 계속 증상 나타나는 아이도 있다. 조기유방발육 증세는 치료를 하지 않아도 수개월 안에 대부 분 정상으로 돌아온다. 그러나 조기유방발육은 성조숙증의 첫 징후 일 가능성도 있기 때문에 그 진행 경과를 6개월 간격으로 잘 지켜 보아야 한다.

다른 2차 성징 없이 음모만 발달하는 조기음모발달증은 개인차에 의한 다양한 성장과정의 한 양태일 수도 있고 신체 내 기관의 종양 이나 이상일 경우도 있다. 단순한 음모의 이른 발달일 때는 특별한 치료를 받지 않아도 되지만 이상이 의심될 때는 보다 상세한 검진을 통해 다른 질병 여부를 살펴볼 필요가 있다. 가슴이 커지거나 음모 가 생기지 않는 조기초경발생은 질 내부에 특별한 병이나 이상이 없 는데도 질 출혈이 발생하는 증세를 말한다. 조기유방발육의 경우처 럼 성조숙증으로 진행되는지 여부를 주의 깊게 관찰해야 한다.

그 외에 성조숙증으로 가장 많이 혼동하는 경우로 빠른 사춘기가 있다. 엄마들은 눈으로 발견되는 아이 몸의 갑작스런 변화에 깜짝 놀라 자신의 아이가 성조숙증이라고 확신하고 진료실을 찾아온다. 그러나 그중 대부분은 성조숙증이 아니라 빠른 사춘기일 경우가 많다. 만 8세 이후에 유방의 발달이 시작되었다고 해도 2차 성징이 나타나는 시기가 또래보다 2년 이상 빠르면 성조숙증이지만 1년 이상 빠른 경우는 빠른 사춘기에 해당한다. 빠른 사춘기는 성조숙증이 아니라 말 그대로 사춘기가 조금 빨리 시작되는 정상적인 증상이다. 하지만 사춘기가 일찍 찾아왔으니 초경도 빨리 시작하게 되는 수순을 밟기 마련이다. 빠른 사춘기 역시 성조숙증과 마찬가지로 키가 충분히 크지 못하는 등 여러 가지 문제가 생길 수 있다는 이야기이다. 아이의 바른 성장을 원한다면 반드시 적절한 대응과 조치가 필요하다. 많은 환자들이 빠른 사춘기에 해당하는 만큼 여기서는 성조숙증 치료와 더불어 빠른 사춘기도 중요한 비중으로 다루려 한다.

성조숙증의 진단

성조숙증 치료의 첫 걸음은 정확한 진단이다. 환자가 성조숙증을 의심하여 내원하면 먼저 여아는 만8세 미만 남아는 만9세 미만이라는 성조숙증의 연령 조건에 부합하는지 체크하게 된다. 또한 과거의 병력이라든지 유전적 소인, 발병 시기, 진행 속도, 약물 투여 등에 대해 병력 청취를 한다. 이후 신장, 체중, 색소침착, 2차 성징의 발현 정도 등에 대한 이학적 진찰을 한다. 2차 성징의 진행 상태는 성 성숙도를 나타내는 태너 스테이지(Tanner Stage)에 의해 구분한다. 태너 스테이지는 유방, 성기, 음모 등의 크기 및 발달 정도를 기준으로 하여 아동에서 청소년, 성인으로 발달해 가는 과정 중 어느 단계에 속하는지 측정해보는 구분 방식이다. 영국 소아과 의사인 제임스 태너가 개발한 신체 구분법이며 총 다섯 단계로 되어있다.

다음으로 뼈 나이를 알아보는 골 연령 검사를 하게 된다. 성조숙증이 생긴 아이라면 자기 또래의 아이들보다 체격이 크고 성장이 빠르기 때문에 체중이나 키, 팔이나 다리의 길이를 측정해보는 것도 진단을 결정하는 기본 조건의 하나이다. 골 연령 검사는 실제 나이와 비교해서 뼈가 어느 정도 성숙되었는지 알아보는 검사이다. 아이들은 저마다 성장 속도가 다르기 때문에 나이가 같다고 해서 골 연령이 다 똑같지는 않다. 골 연령은 성장의 정도를 알아볼 수 있는 객관적인 지표로 골 연령을 검사해보면 아이의 몸이 어느 정도 성숙되었는지, 혹은 앞으로 얼마나 더 자랄 수 있는지 알 수 있다.

골 연령을 측정을 하기 위한 몇 가지 검사 방법이 있다. 그중 아이의 왼쪽 손 부분 뼈와 손목뼈인 수근골을 X선으로 찍어 표본 책 속의 평균 표준치과 대조해 보는 TW3 방식이 보편적이며 현재까지 알려진 방식 중 가장 정확하다는 평가를 받고 있다. TW3 표본 책 속에는 비교하고자 하는 어린이 환자와 똑같은 나이의 많은 아이들 사진을 찍어 평균치를 낸 표준 뼈 사진과 그림이 들어있다. 어린이 환자의 X선 사진을 그 표준 사진 및 그림과 비교하여 각 부위별 점수를 합산해내면 골 연령을 판독해낼 수 있다. 굳이 오른쪽이 아닌 왼쪽 손과 손목을 찍는 것은 특별한 이유가 있어서는 아니다. 표본조사에 참여한 아이들에게 서로 비교가 가능한 동일 부위라는 일정한 기준을 세우기 위해 일괄적으로 왼쪽 손과 손목 사진을 찍기로 했었기 때문이다. 표준 사진 및 그림과 대조해 보려면 왼쪽 손 및 손목의 X선 사진을 찍을 수밖에 없는 것이다. 이때 성조숙증이 진행 중인 아이는 뼈 나이가 자기 실제 나이인 역연령보다 많이 앞서 있다.

성조숙증은 뇌하수체-시상하부-생식샘 축의 활성화를 통한 성호르몬 방출로 2차 성징이 나타나는 특성이 있으므로 성 호르몬 방출 여부를 알아보기 위해 혈액 검사가 필요하기도 하다. 아이가 성조숙증이 있다면 황체형성호르몬(LH)이나 난포자극호르몬(FSH) 등의 생식샘 자극 호르몬과 에스트로겐, 테스토스테론 같은 성호르몬의 혈중 농도가 사춘기 수준으로 높아져 있기 마련이다. 수치상으로는 에스트라디올 농도가 10pg/mL 이상, 또는 테스토스테론 농도가 25ng/dL 이상을 보이는 경우라고 알려져 있으나 확정된 이론은 아니다.

한편 가성 성조숙증 여부를 판별하기 위하여 뇌하수체, 시상하부, 생식샘 축이 활성화되어 있는지 알아보는 생식샘자극호르몬방출호르몬(GnRH) 자극검사를 해보아야 한다. 성선자극호르몬분비호르몬이라고도 불리는 GnRH는 뇌 속의 시상하부에서 분비되는 호르몬이다. 사춘기는 바로 이 GnRH의 분비가 불러일으키는 현상이다. 이 호르몬은 난소와 고환, 즉 생식샘에서 여성호르몬과 남성호르몬을 분비하도록 자극하는 생식샘 자극 호르몬을 분비하도록 만든다. 다시 말하면 시상하부에서 분비된 GnRH가 뇌하수체에서 생식샘자극호르몬을 분비하게 만들고, 이렇게 분비된 생식샘자극호르몬이 다시 생식샘에 도달하여 여성호르몬과 남성호르몬을 분비하게 만드는 것이다. 재미있는 것은 여성호르몬과 남성호르몬 등의 성호르몬이 충분히 분비되면 이 신호체계가 거꾸로 작동된다. 생식샘으로부터 시상하부에 성호르몬이 충분할 만큼 분비되었다는 신호가 전달되면 생식샘자극호르몬방출호르몬 분비가 억제 되고 이는 다시 뇌하수체의 생식샘자극호르몬 분비 억제로 이어지는 조절 작용, 즉 피드백이 이루어지는 것이다. 바로 이러한 메카니즘을 '시상하부–뇌하수체–생식샘 축'이라 부르는 것이고, 정상적인 사춘기와 진성 성조숙증에서는 이 축이 활성화 되어 있다. 일반적으로 GnRH 자극 검사 시 황체형성호르몬(LH)의 최대치가 5 IU/L이상 나오면 진성 성조숙증이라 진단한다.

성조숙증의 치료

정확한 진단이 내려지면 본격적인 치료에 들어가게 된다. 성조숙증은 치료 방법보다 치료 시기가 더욱 중요하다. 방심하여 늦게 치료할수록 치료 효과도 떨어지게 된다. 그러나 성조숙증이 나타나더라도 모두가 치료를 받아야 하는 것은 아니다. 성조숙증으로 인해 아이가 성인이 된 후 예상키가 평균보다 작을 것으로 예측될 때, 골연령이 빠르게 높아지고 2차 성징이 급속하게 진행되고 있을 때, 아이의 정신적 스트레스가 사회 심리적으로 문제가 될 가능성이 있을 때 치료를 결정하게 된다. 2차 성징이 일찍 나타나긴 했으나 골연령의 성숙도와 성징의 발현이 서서히 진행된다면 좀 더 시간을 두고 지켜보아야 할 필요가 있다.

성조숙증의 진단은 양방과 한방이 맥을 같이 하지만 그 치료 방법에 있어 명백히 차이가 난다. 검사 결과 아이가 성조숙증 치료를 받아야 할 대상이라고 판명되면 양의학에서는 생식샘자극호르몬방출호르몬 작용제(GnRHa)라고 불리는 약제를 4주일마다 한 번씩 주사로 투여한다. 이 약제의 효능으로 생식샘자극호르몬과 성호르몬의 농도가 사춘기 이전의 수준으로 내려간다. 그에 따라 2차 성징은 더 이상 진행을 멈추게 되고 성장속도도 저하되며 골 연령의 증가도 정지된다. 여자아이는 유방이 줄어들고, 일찍 시작했던 생리가 멈추는 현상을 볼 수 있다. 남자아이는 고환의 크기가 작아지고 공격적인 행동도 줄어드는 등 사춘기 증상의 진행이 지연된다. 치료는 환자에 따라 다르지만 보통은 예측 키가 정상적인 궤도에 있다고 판단 될 때와 정상적인 사춘기가 시작되는 시기까지 행해지는데 치료 중 성장 속도가 현저하게 둔해지는 경우에는 성장호르몬 치료를 함께 병행하기도 한다.

한방 성조숙증 치료는 보다 근원에 집중한다. 아이가 갖고 있는 체질적 특이성과 성장속도에 맞는 개별 맞춤 탕약을 처방하고 약침 시술 및 생활관리 치료를 하게 된다. 성조숙증을 불러일으키는 아이의 체질적 취약성 및 체내 생리활동의 불균형 상태, 그리고 그러한 상태를 불러일으키는 일상생활 속의 원인을 찾아 바로 잡아줌으로써 신체 성장의 정상 속도를 되찾아주고 바른 성장이 가능하도록 치유하는 원리이다.

그중 급속히 진행되는 성조숙증을 막고 동시에 원인을 잡아내어 없애주는 한약 처방에 대해 자세히 알아보자. 한방에서는 증세 자체를 치료하는 것이 아니라 한의학적 이론에 기초하여 그러한 증세를 불러일으킨 병을 진단하고 이를 종합, 분석한 후 음양과 허실, 표리, 한열 등의 병증으로 구분하는 '변증'을 한 후에 약제를 적절히 조합하여 처방하는 '방약'의 방식으로 치료한다. 그래서 양의학 치료를 증세에 대응하는 대증요법이라고 하고 한의학의 치료를 근본 치료라고 일컫기도 하는 것이다. 성조숙증에 대한 치료 역시 마찬가지이다. 양의학에서는 성조숙증의 여러 가지 증상들을 직접적인 호르몬 투여에 의해 억제하지만, 한의학에서는 성조숙증의 증상들을 일으키는 원인이 되는 근본 병증을 가려내어 각각의 체질과 상황을 고려한 맞춤 방식의 한약을 처방한다.

성조숙증은 앞서 살펴본 바와 같이 음허화왕(陰虛火旺), 간울화화 (肝鬱化火), 비허습온(脾虛濕蘊)의 병인병기가 불러일으키는 증상으로 알려져 있다. 다시 기억을 되살려 보자면 음허화왕(陰虛火旺)이란 몸 안에 음이 허하고 화가 왕성한 상태가 되어 허열이 심하게 뜨고 몸 안의 진액이 말라버리는 병증이었다. 간울화화(肝鬱化火)는 간기(肝氣)가 뭉치고 맺혀서 화(火)가 발생한 상태이다. 몸의 해독기능과 함께 노(怒)기를 가라앉혀 화를 삭이는 역할을 하는 간이 스트레스로 인해 제 기능을 못함으로써 기운이 막혀버리고, 막힌 기운으로 인해 열이 발생하면서 더더욱 감정적 화를 못 이기게 되는 증상이다. 비허습온(脾虛濕蘊)은 비장의 기운이 허약해져 습(濕)의 기운이 정체되고, 뭉친 습이 장기의 어느 한 부분에 정체되어 탁하게 맺힌 습담이 생기면서 열이 발생하는 것을 말한다. 이러한 병인병기들이 성조숙증의 원인이 될 수 있는 것이다.

성조숙증 자체가 예전에는 없던 새로운 병증이다 보니 최근 양의학은 물론 한방과 중의학 쪽에서도 관심도가 높다. 특히 중의학 쪽에서는 전폭적인 국가적 지원에 힘입어 관련 연구가 활발하게 진행 중이다. Lin YY 등의 임상 연구에 따르면 특발성 성조숙증이 생긴 102명의 여아들을 대상으로 병인병기를 조사해본 결과 여아들 모두에게서 음허화왕 증세가 나타났다. 이 중 절반에 가까운 아이들이 간울화화 증상이 동시에 나타났고, 비허습온의 증상이 같이 나타난 건 10%가 조금 넘었다. 이런 연구결과를 참고할 때 성조숙증은 음허화왕을 공통적인 병증으로 하여 간울화화와 비허습온이 겹치는 경우가 적지 않다고 볼 수 있다.

대한한방소아과학회지에 실린 이민정 등의 성조숙증에 관한 최근 연구 동향 조사에 따르면 성조숙증의 주요 치료법은 자음강화법(滋陰降火法), 소간사화법(疏肝瀉火法), 건비화담리습(健脾化痰利濕), 연견산결법(軟堅散結法), 이기활혈화담법(利氣活血化痰法) 등이 널리 쓰인다.

이러한 치료법들은 근래 들어 새롭게 만들어진 것이 아니라 우리 한의학에서도 오래전부터 널리 쓰여 온 방법들이다. 이중 자음강화법이란 음기를 길러주고 열을 내려주는 치료법을 말하며 소간사화법은 간에 뭉쳐있는 기운을 통하게 하고 풀어주어 화기를 배출하는 방법이다. 건비화담리습은 비장의 기능을 튼실하게 해주어 담을 없애주고 몸속 진액의 순환을 원활하게 해주는 치료법을 말한다. 또한 연견산결법은 탁하게 뭉친 담이나 어혈을 풀어주는 방법이고, 이기활혈화담법은 기를 잘 통하게 하여 혈액 순환을 순조롭게 시키고 담을 삭이는 치료법이다. 이러한 치료법들을 자세히 들여다보면 성조숙증을 불러일으키는 음기부족을 보완해주고 간과 비장의 막힌 곳을 풀어주어 순환이 잘 되게 함으로써 열을 내려주는 식으로 병의 근원을 해결해준다는 것을 알 수 있다.

성조숙증 치료에 쓰이는 대표적인 약재로는 생지황과 숙지황 등 지황(地黃)을 들 수 있다. 지황은 음기(陰氣)를 길러주고 열기를 서늘하게 식히며 열에 의해 손상된 진액을 자양해주는 효능이 있다. 성조숙증의 주요 증세가 열독이 쌓여 화기가 왕성해진 문제점에 의한 것이므로 지황은 성조숙증을 일으킨 몸 안의 근본 병증 제거에 효과적인 약재다. 또한 지모(知母), 황백(黃柏), 하고초(夏枯草), 목단피(牧丹皮), 택사(澤瀉), 귀판(龜版), 백작약(白芍藥), 용담초(龍膽草) 등 여러 가지 약재가 사용된다. 치료법의 경우와 마찬가지로 약재들은 각각의 독특한 효능을 제외하면 대략 음기를 보완해주고 열을 내리거나 진액을 보충해주며 습을 제거하고 담을 배출시키는 등의 성향을 지녔다.

각 치료법에는 그 목적에 부합하는 처방들도 함께 전해 내려온다. 하지만 내원하는 아이들을 직접 검진해 보면 각각의 체질이 다르고 몸 상태와 성장 정도는 물론 그러한 것에 영향을 주는 섭생과 환경 등이 천차만별로 다르기 때문에 위에 적은 요인들 뿐 아니라 대개는 여러 가지 원인이 혼재되어 있는 경우가 많았다. 그런 까닭에 특정 처방으로만 치료가 이루어지는 것은 아니다. 아이의 개별적인 상태와 상황에 따른 1:1의 맞춤처방 치료가 반드시 필요한 이유이다.

내 경우엔 음허화왕(陰虛火旺)의 병증이 강한 아이에게는 바름탕을 처방하여 특정 부위의 열을 내려주고 기운이 바르게 쓰일 수 있도록 잡아준다. 비허습온(脾虛濕蘊)으로 인한 증세의 경우 잘못된 섭생과 생활 습관으로 인해 발생하는 경향이 다분하므로 섭생을 포함한 전반적 생활 관리와 함께 각각의 체질에 따라 쑥쑥탕 또는 하우탕을 처방한다. 그러한 처방을 통해 몸의 습을 말려주고 담을 제거해주는 방법으로 열을 함께 내려주어 성조숙증을 치료하고, 성조숙증의 위험성이 높은 아이에게는 성조숙증을 예방할 수 있게 해주는 것이다. 특히 비만한 아이의 경우에는 소아비만 치료를 병행하여 체지방 자체를 감소시킴으로써 치료 효과를 극대화할 수 있다. 또한 심한 스트레스로 인한 간울화화(肝鬱化火)의 성향이 진단된 아이에게는 바름탕이나 하우탕으로 간의 열을 풀어주고 기운을 바로 잡아주면 된다. 여드름이 문제가 된 아이에게는 맑음탕을 처방하고 피부 치료를 병행한다.

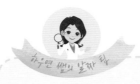

하우연 탕약

● **바름탕** 가슴 멍울과 조기 초경 등 성조숙증과 빠른 사춘기 증세를 유발하는 체내의 불필요한 열을 없애주고 몸속의 음양과 한열의 균형을 맞춰주어 아이가 정상적인 시기에 2차 성징이 나타날 수 있도록 만들어주는 탕약. 아이의 체질과 현재 증상, 2차 성징의 정도와 성장 상태를 세밀하게 고려하여 처방하게 된다.

● **쑥쑥탕** 아이의 성장발달에 중요한 장부의 기능을 원활하게 하고 기운을 북돋아 주는 탕약. 개별 체질 특성에 따라 허약한 장부의 기력을 되살려줌으로써 바른 성장을 돕고 건강을 되찾을 수 있게 해준다. 아이의 체질과 현재 상태, 성장을 저해하는 요인을 정확히 진단하여 처방한다.

● **하우탕** 면역력을 길러주기 위해 각 아이의 특성을 고려한 개인별 맞춤 처방으로 만들어지는 닥터 하우 처방의 모든 탕약.

● **맑음탕** 아이들 각각의 몸 상태와 여드름의 형태를 고려한 여드름 치료 및 예방 용도의 개인별 맞춤 탕약. 피지분비를 조절하고 피부 염증을 진정시키면서 피부재생력을 길러 여드름이 재발되는 것을 예방할 수 있도록 체질, 피부 타입, 여드름의 종류와 염증 정도 등을 파악하여 처방된다.

성조숙증과 빠른 사춘기
이렇게 잡았어요

성조숙증과 빠른 사춘기의 사례와 치료의 실제

치료가 중단되자 키 성장이 멈춘 은서

만8세 이전에 2차 성징이 나타난 은서(가명)는 전형적인 진성 성조숙증이 발생한 경우였다. 초등학교 저학년인데 외견으로도 확연한 여드름이 나 있었다. 처음 진료를 받으러 왔을 때 이미 타 의료기관에서 성조숙증 진단을 받은 상태였고 생리억제 호르몬 주사를 맞았었다고 했다.

여자아이들의 경우 체지방률이 24% 이하면 정상, 30% 이상이면 비만으로 진단된다. 은서는 31.6%로 비만에 속했다. 2차 성징이 나타나기 직전 키가 부쩍 크는 게 성조숙증의 한 징후이다. 은서도 또래 아이들에 비해 키가 큰 편이었다. 그런데 최근 들어서는 6~8cm나 키가 자랐던 전 해들에 비해 키 성장이 확연히 더뎌졌다.

"아직도 아기예요. 학교 갈 때 옷도 골라서 입혀주고 머리도 다 제가 빗겨줘야 하는데 벌써 생리를 시작하면 어떡해요. 그게 제일 걱정되더라구요."

몸집은 큰 편이었지만 엄마 말대로 은서는 아직 유아 티를 못 벗은 아이였다. 진료 중에도 틈날 때마다 엄마에게 어리광을 피우는 은서는 생리 뿐 아니라 호르몬 주사를 맞기에도 벅차 보였다.

아닌 게 아니라 호르몬 주사를 맞고 난 뒤 아이가 병원 가는 걸 너무 부담스러워 해서 고민 끝에 한의원을 찾았다고 한다. 이미 한 번의 진료와 치료 경험이 있어서인지 은서는 진맥을 하기 위해 손목을 잡으려 할 때도 흠칫 놀라는 기운이 역력했다. 성조숙증 치료에 대해 심리적으로 많이 위축되어 있는 것으로 보였다. 엄마도 은서의 반응을 보더니 은서가 들으라는 듯 짐짓 큰소리로 묻는다.

"선생님, 우리 은서는 침 안 맞아도 되죠? 한약만 먹는 거 맞죠."

그러면서 이쪽을 향해 눈을 찡긋했다. 나는 웃으면서 아이와 엄마를 동시에 안심시키는 답변을 해줬다. 너무 어린 아이들에게는 체침 치료를 할 수가 없다. 대신 압봉침을 쓴다. 압봉침이란 침을 놓는 대신 혈자리에 붙여주는 동그란 모양의 자석이다.

아이가 간호사와 잠시 상담실에 간 사이 엄마의 이야기를 들어보니 은서는 처음 병원에 갔을 때 자신이 성조숙증이라는 사실을 전혀 몰랐다고 한다. 일단 엄마 아빠 자체가 아이의 너무 빠른 2차 성징 발현에 당황했었다. 초등학교 2학년밖에 안 된 아이에게 뭐라 설명해야 할지 몰라 차일피일 망설이다 병원에 데리고 간 모양이다. 그런데 치료를 받던 어느 날인가부터 은서가 엄마 아빠의 눈치를 살피기 시작했다. 특히 엄마가 자신도 모르게 착잡한 표정을 짓고 있을 때면 은서도 덩달아 침울해졌다. 이후 주사는 물론 병원에 가는 것 자체를 지나치게 걱정하고 부담스러워 하는 아이 때문에 결국은 병원 치료를 중단했다. 그런 이유로 한의원에 올 때도 침은 안 맞을 거니까 걱정 말라는 말로 간신히 데려왔다는 것이다.

아이의 성조숙증에 대처하는
엄마 아빠의 자세

아이가 성조숙증 진단을 받은 대다수의 부모와 당사자인 아이는 대부분 은서와 비슷한 상황에 빠진다. 더욱이 아이의 일상생활과 밀접하게 맞닿아있는 엄마들은 하늘이 무너지는 것 같은 절망과 불안감에 빠진다. 어쩌다 아이가 감기라도 걸리면 다 나을 때까지 노심초사하는 게 엄마 마음이다. 아이가 일찌감치 어른이 되고 더 이상 키가 크지 않게 된다니 얼마나 충격적인 일인가. 과장이지만 마치 죄도 없이 억울하게 사건에 연루되어 유죄 판결을 받아든 마음 같다고 할까. 하지만 아이의 엄마라면, 혹은 아빠라면 어떤 상황이든 초연해야 할 필요가 있다. 아이들은 부모의 반응, 특히 엄마의 심리적 반응에 민감한 존재다. 엄마가 불안해하면 아이는 내가 정말 큰 병에라도 걸렸나 보다 생각하고 더욱 겁을 먹게 된다.

사실 성조숙증은 얼마든지 치료할 수 있고, 조금만 아이에게 신경을 기울여 살펴보면 미리 예방도 가능하다. 엄마란 존재는 아이의 성장과 관련된 정보에 대해 늘 두 귀를 적극적으로 열어놓고 긴장의 끈을 늦추지 않을 의무가 있다. 전에는 몰랐지만 나 역시 두 딸의 엄마가 되고 보니 더는 몰라서는 안 된다는 생각이 들었다. 날마다 새롭게 배우고 또 날마다 아이들의 바른 성장을 위해 무엇을 해줄 것인지에 집중하곤 한다.

큰 딸아이의 이른 초경을 경험하면서 여성의 건강관리는 10세 이전에 미리 시작해줘야 한다는 것을 뼈저리게 절감했다. 새삼 강조하지만 성조숙증으로 인해 또래보다 이르게 초경을 시작하면 자궁의 발육이 덜 이루어진 상태에서 맞게 되는 배란과 생리 등으로 인해 생리통, 생리불순과 같은 자궁질환의 위험성이 커진다. 키 성장의 정지와 여드름 문제 등도 간과할 수 없다.

검사 결과 아이가 빠른 사춘기나 성조숙증으로 진단을 받았다면 적절한 치료와 함께 부모의 역할이 더욱 중요해진다. 비만인 아이의 경우는 체중조절이 필수이며 단순한 다이어트가 아니라 성장을 고려한 식단 조절을 해주어야 한다. 또한 성장판 자극 운동 등을 통해 우리 아이가 또래에 비해 키 성장이 뒤처지지 않도록 신경을 써야 한다. 바른 식습관, 적절한 운동, 충분한 수면 등 올바른 생활습관을 갖기 위한 일상생활의 하나하나가 모두 아이의 성조숙증을 치료하고 올바른 성장을 하는 데 꼭 필요한 일이다. 성조숙증을 진단받은 아이들은 아직 초등학교 저학년인 어린 아이이므로 혼자 힘으로 생활습관을 바꾸는 것은 불가능하다. 부모의 꾸준한 관심과 격려가 함께 해야 한다.

특히 성조숙증으로 진단 받은 아이가 여자아이라면 치료를 통해 초경을 지연시킨다 해도 그리 멀지 않은 장래에 초경을 시작하게 될 가능성이 있다. 초경을 시작했을 때 아이가 놀라지 않도록 생리의 의미와 대처 방법에 대해서 미리 알려줄 필요가 있다. 생리는 나쁘고 이상한 것이 아니라 성장하는 자연스러운 과정 중 하나라고 이야기해 주는 것이 좋다.

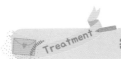

은서는 우선 높은 체지방률을 낮출 필요가 있었다. 은서가 일찍 2차 성징이 나타나게 된 큰 이유가 비만이었기 때문이다. 아직 한창 성장이 진행 중인 아이이므로 살을 빼는 치료보다는 체중이 더 이상 늘지 않게 유지하면서 키를 더 키우는 방향으로 맥을 잡았다. 은서의 비만은 체질적인 기허(氣虛)와 움직임의 부족으로 인해 비위의 소화 흡수 기능이 저하된 것이 원인이었다. 압봉침으로 기의 순환을 도와주면서 비위 기능을 북돋아 성조숙증의 원인을 제거해주는 바름탕을 처방했다. 식이요법과 운동요법도 꾸준히 실행하도록 했다.

그렇게 6개월 간 치료를 진행한 결과 은서의 몸에 바람직한 변화가 일어났다. 우선 처음 내원 시 31.6%이던 체지방률이 25.2%로 감소했다. 더욱 반가운 것은 느려졌던 키 성장이 다시 활발해진 점이다. 은서는 6개월 동안 무려 4cm나 키가 컸다. 그러나 아직 안심하기에는 일렀다. 이제 초등학교 2학년이니 적어도 사춘기가 시작되는 정상 나이인 초등학교 5학년 무렵까지는 꾸준히 치료를 계속하면서 성조숙증을 잡아줘야 키 성장 부진의 염려를 털어낼 수 있을 것이기 때문이다.

그런데 문제가 생겼다. 은서가 치료 받기를 중단한 것이다. 아마도 치료 경과가 좋아 이제는 성조숙증이 다 나았다고 판단했던 것 같다. 은서가 병원 치료 자체를 꺼려하니 엄마도 그만하면 되지 않았을까 싶어 손을 놓았을 수도 있다. 그렇게 7개월쯤 지났을까. 어느 날 은서와 엄마가 진료실을 찾아왔다. 치료를 중단했더니 몸무게가 늘기 시작해서 다시 내원했다고 한다. 체중을 재보니 치료를 안 받는 동안 무려 10kg이 불어있었다. 게다가 7개월간 키는 총 2cm 정도밖에 안 컸다. 당연히 체질량 지수는 상당히 높은 수준으로 올라있었다.

그날부터 2차 치료를 시작했다. 이번에도 체중은 유지하면서 키를 키우는 방향으로 치료를 진행했다. 그렇게 3개월이 경과하자 키가 2cm 크면서 상대적으로 체지방률은 감소했다.

하지만 무슨 말 못할 사정이 생긴 것인지 은서는 또 다시 소식이 없다. 참 안타까운 경우이다. 은서는 예후가 좋아 꾸준히 치료를 하면 성조숙증에서 벗어나 정상적인 성장을 이룰 가능성이 높았기 때문이다. 성조숙증 치료 시 원인을 제거해주면 키 성장은 생각보다 금세 일어난다. 그러나 그 정도면 됐다고 짐작하고 손을 놓는 순간 치료 효과가 반감할 수도 있다. 아직 치료가 완료 되지 않은 상태에서 치료를 중단하면 키 성장이 제대로 일어나지 않게 된다. 성조숙증은 체질과 유전의 영향도 있지만, 대부분 오랜 생활 습관에서 비롯되는 수가 많다. 그런 습관은 일조일석에 고치기 쉽지 않다. 꼭 우리 병원이 아니더라도 은서가 다시금 치료를 시작해서 성조숙증에서 벗어난 바른 성장을 이루기를 빌어본다.

초경을 지연시키고 체질을 바꿔 키 성장의 시간을 번 연우

연우(가명)는 어릴 때부터 심한 두통이 잦았다. 혹시라도 뇌에 무슨 병변이 있나 싶어 큰 병원까지 가서 검진을 받아본 것만 해도 여러 차례였다. 하지만 번번이 검사결과는 아무런 문제가 없었다. 자라면 좀 나아지겠지 싶었는데 연우가 초등학교 고학년이 되어가도록 두통은 전혀 호전되지 않았다. 그러던 중 한방으로 아이의 지병을 고친 연우 아빠의 직장 후배가 한의원 진료를 강력하게 권했다고 한다.

상세히 검진을 해보니 연우는 소음인 체질이었다. 연우의 두통은 혈허(血虛)하고 예민한 아이에게 나타나는 소음인성 두통이었다. 여리고 섬세한 감성을 지닌 소음인들은 생각이 많아 두통에 시달리는 경우가 많다. 소음인에게 두통이 오는 이유는 소화 기능이나 스트레스와도 관계가 깊다. 보통 머리 쪽은 내부 장기 중에서 간장과 비장 신장 등의 영향을 많이 받는다. 소음인은 정신적 스트레스에 취약하여 정서적인 면을 관장하는 간에 곧잘 무리가 간다. 또한 선천적으로 비위가 약한 편이다 보니 잘 체하고 소화불량에 시달린다. 연우는 한 번 생긴 체기가 해소되지 않은 상태에서 지속적으로 소화불량 증세가 거듭되었을 가능성도 높다.

연우는 그즈음 통 식욕이 없고 잠을 푹 못 잔다고 했다. 연우 부모는 두통도 문제지만 그러다가 아이가 키가 안 클까봐 걱정이었다. 묵은 체증이 있으니 식욕이 날 리가 없다. 더욱이 혈허성 두통은 현기증이나 불면증을 부르기도 한다. 혈은 잠을 자면서 보충이 되기 마련인데 혈허로 인해 잠을 제대로 못 자면 다시 혈이 부족해지는 악순환이 일어난다. 그런 종합적 소인들이 연우의 두통을 일으키곤 했던 것이다.

게다가 연우 부모의 걱정처럼 간과할 수 없는 더 중요한 문제가 있었다. 잠을 못자고 식사가 온전치 못하니 연우의 몸 상태는 생체활동이 원활하게 이루어지지 않고 있었다. 그런 상황임에도 검사결과 연우는 6개월 내외에 초경이 시작될 것으로 예측되었다. 성조숙증을 의심할 수 있는 나이는 이미 지났지만 몸 안의 항상성이 깨지면서 빠른 사춘기가 온 것으로 보인다. 이 상태에서 생리가 시작된다면 연우는 키를 키울 만한 체력적 여력이 없다. 놓쳐서는 안될 연우의 키 성장을 위한 골든타임은 바로 지금인 것이다.

초경지연치료

사춘기는 키를 많이 키울 수 있는 적기이다. 그러나 2차 성징이 본격화하게 되면 키성장이 둔해진다. 특히 여아들의 경우는 만 10세부터 일반적으로 생리를 시작하는 나이인 만 12세~13세 사이가 가장 키 성장이 활발하게 일어나는 시기이다. 사춘기 내내 클 수 있는 키의 대부분을 이 기간 동안 큰다고 해도 과언이 아니다. 생리가 시작되고 나면 키 성장이 점차 더뎌지며 키 크기의 마무리 단계로 들어간다. 그것은 아이가 빠른 사춘기나 성조숙증이 와서 일찌감치 2차 성징이 나타났다고 해도 아직 생리가 시작되지 않았다면 키를 키울 수 있는 가능성이 그만큼 높다는 의미이다.

정상적인 사춘기라면 굳이 초경을 늦출 필요까지는 없을 것이다. 그러나 빠른 사춘기나 성조숙증의 경우는 또래 아이들에 비해 키가 충분히 크지 못한 상태에서 급성장기를 맞게 된 것이므로 성인이 되었을 때의 예상 키가 작을 수밖에 없다. 사춘기 때 급성장이 똑같이 일어난다 해도 또래 아이들보다 한두 살이라도 더 어린 나이에 사춘기가 시작되면 출발점이 다르니 종착점에서 차이가 나는 것이다.

초경지연 치료는 키가 클 수 있는 가능성의 기간을 확보해주는 치료법이다. '지연'이라는 표현이 들어갔지만 억지로 생리를 늦춘다는 의미보다는 이른 초경의 징후가 있는 아이에게 제 때 생리를 할 수 있도록 생리시기를 정상화한다는 편이 더 정확할 것이다. 내 경우 초경을 지연시켜주기 위해서는 초경지연 바름탕을 처방한다. 초경지연 바름탕은 빠른 초경의 주된 원인인 인체 내 음양과 한열의 불균형을 바로 잡아 밸런스를 유지해주는 것에 초점을 맞춘 탕약이다. 생리 등 여성으로서의 생식기능이 이루어지기 전에 우선 몸속의 기운을 바르게 잡아주고, 몸과 마음 모두가 한 사람의 당당한 성인 여성으로 거듭날 수 있도록 준비가 다 되면 때맞춰 생리를 시작할 수 있도록 만들어주는 원리가 담겨있다.

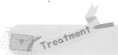

연우는 어떤 치료를 받았을까

연우의 치료는 세 단계로 나뉜다. 키 성장을 최종 목표로 하고 우선 두통을 일으키는 체질을 개선하여 면역력을 강화시키는 치료가 먼저 이루어져야 했다. 면역력이 강해지면 두통이 사라지면서 연우의 몸에 성장에 전념할 수 있는 힘이 생긴다. 그와 함께 초경을 최대한 미루어 키 성장이 일어날 수 있는 시간을 확보해주는 초경지연치료가 병행되어야 한다. 초경지연 치료로 시간을 번 후에는 아이의 몸이 성장에 전념할 수 있도록 성장치료를 진행하여 키성장에 집중하는 치료가 필요하다.

두통과 식욕부진, 불면증을 일으키는 체질적 원인을 제거하고 면역력을 키워주기 위한 치료로는 하우탕을 처방하여 꾸준히 한약을 복용하도록 했다. 또한 압봉침으로 혈자리를 자극하여 두통을 완화시켜주었다. 동시에 초경지연 바름탕을 처방하여 초경을 미루었고 어느 정도 면역력이 생긴 후에는 성장을 위한 쑥쑥탕을 처방하여 키 크기를 도왔다.

그 결과 1년 6개월의 치료 기간이 경과한 시점에서 연우는 두통이 현저히 감소되었고 무엇보다 잠을 편안하게 잘 잘 수 있게 되었다. 또한 내원시보다 키가 12cm 더 성장하였고 현재도 키를 최대한 키우기 위한 성장치료가 진행 중이다.

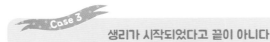

생리가 시작되었다고 끝이 아니다

올해로 만 11세가 된 지수(가명)는 봄 방학 때 학원에서 화장실에 갔다가 그만 깜짝 놀랐다. 속옷에 검붉은 것이 묻어있었기 때문이다. 순간, 이게 바로 주변에서 말로만 들어온 생리가 아닐까 하는 직감이 들었다. 이대로 나갔다가 바지 밖으로 배어나오면 어쩌나 하는 생각에 얼른 회사에 있는 엄마한테 카톡을 보냈다.

카톡을 받은 엄마는 가슴이 철렁 내려앉았다. 아직 먼 이야기로만 생각했던 딸아이의 생리가 벌써 시작되다니. 아니 지금은 그런 감정에 젖어들 때가 아니다. 아이가 아무런 준비도 없이 생리가 시작된 채 사람들이 오가는 학원가의 건물 안 화장실에서 오도 가도 못하고 있는 것이다.

그렇다고 지금 당장 뛰쳐나갈 수 있는 상황도 아니었다. 어제 낸 새 프로젝트 보고서에 큰 문제가 있다며 점심시간 전에 바로 수정해 올리라는 부장의 엄명을 들은 지 이제 막 삼십분이 지났을 뿐이다. 이도 저도 못하는 상황에 가슴 속에서 불길이 확 치솟는 걸 느낀다. 애가 탄다는 느낌이 이런 거구나.

아마 적지 않은 워킹 맘들이 이런 난관에 처했을 법 하다. 전혀 예측 못한 채 시작된 빠른 초경에 지수와 엄마는 몹시 당황했다고 한다. 다행히 지수의 경우는 첫 생리라 생리량이 그리 많지 않았기 때문에 큰 무리 없이 집에 돌아올 수 있었다.

지수와 엄마가 진료실에 찾아온 건 그로부터 얼마 지나지 않아서였다. 생리를 시작했다는 사실도 충격이었지만 인터넷이며 주변 사람에게서 초경을 일찍 시작하면 더 이상 키가 안 큰다는 이야기까지 들려왔다. 지수와 엄마는 좀처럼 걱정에서 벗어날 수 없었다. 사람들의 말처럼 초경을 시작하면 정말로 키가 크지 않는 것일까?

초경이 시작된 후의 성조숙증 치료

초경 시작 후의 키 성장

초경이 시작되기 전에는 초경지연 바름탕 처방 등으로 몸이 생리를 하기에 충분할 만큼 성숙할 때까지 초경을 지연할 수 있다. 하지만 초경이 이미 시작되었다면 어떻게 할까. 더 이상 키가 자라기를 바라는 게 무리일까. 다행히 이런 경우 역시 적절한 치료를 통해 키 성장이 가능하다. 아이가 생리통이나 생리불순 등이 없는 바르고 건강한 생리를 할 수 있도록 도와주면서 성장판이 닫히기 전에 성장을 극대화하는 치료로 키 성장에 집중하면 된다.

성조숙증을 일으킨 몇 가지 병증을 적절한 처방으로 잡아주면 불균형했던 체내의 상황들이 호전되고 체질이 개선되면서 자연스럽게 때 이른 2차 성징도 진행 속도가 떨어지게 된다. 내 치료 경험에 의하면 이때를 놓치지 않고 성장을 도와주는 탕약과 함께 성장을 고려한 식단대로 음식을 섭취하고, 성장 자극 운동을 병행하면 대부분의 아이들은 빠른 사춘기로 인해 지연되었던 키 성장을 다시 시작하게 된다.

생리통 학습 장애

성조숙증이나 빠른 사춘기 등으로 인해 초경이 정상보다 일찍 시작된 아이들은 생리통을 겪거나 생리불순이 되기 쉽다. 생리를 한다는 것은 성 기관이 성숙한 어른으로서의 제 기능을 해내게 되었다는 의미이다. 그러나 또래 아이들에 비해 일찍 생리를 시작했다 해도 실질적으로는 신체 내부의 기관이 아직 덜 자란 상태이기 때문에 생리가 순조롭게 이루어지기 어렵다.

특히 생리량이 과도할 경우 빈혈로 이어지기 쉽다. 빈혈은 체력 저하와 성장 장애를 불러일으키며 월경 간격이 길어지는 희발 월경과 불임으로 발전할 수 있는 속발성 무월경의 한 원인이 되기도 한다. 생리 전 증후군의 하나인 집중력 장애도 학습에 지장을 줄 수 있다. 생리통 때문에 공부와 시험에 방해를 받는 '생리통 학습 장애'를 겪어 성적이 떨어지기도 한다. 아직 생리를 시작하지 않은 다른 아이들이나 남학생들은 별다른 지장 없이 공부에만 열중하는데 혼자만 생리로 인한 체력저하와 학습장애의 고통을 받는다면 아무래도 치열한 학업경쟁에서 뒤처질 수밖에 없다. 혹시 아이가 다음에 열거된 항목들에 해당된다면 생리통 학습 장애를 의심해보아야 한다.

생리통 학습 장애 체크 리스트 ☑

❶ 초경 이후 시험에서 실수가 잦아진다. ☐

❷ 공부하고 싶어도 계속 졸음이 온다. ☐

❸ 계속 짜증이 나고, 감정 기복이 심해 공부에 집중을 못한다. ☐

❹ 공부를 오래 해도 성적이 계속 떨어진다. ☐

❺ 시험 당일에 제 실력을 발휘하지 못한다. ☐

❻ 과한 학원 스케줄로 인한 피로가 쌓인다. ☐

❼ 생리량이 많아 빈혈이 빈번하다. ☐

❽ 생리하기 전에도 허리나 아랫배에 통증이 있다. ☐

청소년 생리통 치료의 골든타임

초경 이후 처음 1년은 생리통 치료의 골든타임이다. 이 시기는 자궁과 난소가 미성숙한 상태에서 생리를 시작하기 때문에 여성호르몬의 분비가 불균형하고 생리주기와 간격, 생리 양 등에서 전반적으로 불안정한 상태가 반복적으로 나타날 수 있다. 이런 상태가 오래 되면 성인이 되었을 때 생리불순으로 굳어질 우려가 있다. 그러나 이때 초기 대응을 잘 해준다면 건강하고 바른 생리를 할 수 있다. 때를 놓치지 않는 적절한 대응은 건강한 자궁 환경을 마련해줌으로써 생리통을 예방하고 학업에 집중할 수 있는 최상의 컨디션을 유지하게 해준다. 또한 훗날 건강한 임신을 할 수 있도록 균형 잡힌 자궁 건강의 기틀을 잡아주게 된다.

그런데 이것은 비단 성조숙증이나 빠른 사춘기로 일찍 생리를 시작한 여아들에게만 해당되는 것은 아니다. 제때 생리를 시작한 아이들도 초기에는 대부분 같은 과정을 겪는다. 갓 생리를 시작한 청소년이라면 누구든 생리불순 상태가 그대로 굳어지지 않도록 세심히 살펴줄 필요가 있다. 엄마와 딸 모두에게 자궁은 제2의 심장과 같기 때문이다.

이때 명심해야 할 것은 똑같은 생리통이나 생리불순이라 해도 자궁발육이 미숙한 청소년의 경우와 성인 여성의 경우는 치료가 차별되어야 한다는 점이다. 청소년은 그맘때 아이들의 신체적, 정신적 특성을 잘 이해하고 성장과 병행하여 바른 생리를 도와주는 전문적 치료를 받는 편이 바람직하다. 참고로 선친의 대를 이어 2대째 여성의 생리와 불임치료 분야에 오랜 노하우를 지닌 우리 한의원에서도 청소년 생리통 치료에 특화된 프로그램을 운영하고 있다.

지수는 어떤 치료를 받았을까?

Treatment

지수는 만 11세이니 초경이 시작되었다 해도 성조숙증이 아니라 또래들보다 빠르게 사춘기 증상이 시작된 경우였다. 치료는 음허화왕의 체질적 특성을 보이는 지수의 체내 음양 불균형을 바로잡는 일이 급선무였다. 체질 개선을 통해 지나치게 빨라진 2차 성징의 진행을 정상으로 늦추고 그와 더불어 성장이 가능하도록 만들어주는 쑥쑥탕을 처방하여 3개월간 복용하게 했다. 또한 생활습관 관리를 병행하여 치료를 진행했다.

그 결과 처음 내원하였을 때 25.5%였던 체지방률이 23.4%로 내려갔으며, 치료 시작 2개월 만에 3cm의 키 성장이 이루어졌다. 지수는 키가 더 클 것으로 기대되며, 현재 키 성장 치료를 계속하고 있다.

한편 지수는 초경과 함께 발생한 생리통이 심해 바른 생리를 위한 치료도 진행 중이다. 지수 뿐 아니라 초경이 이미 시작된 아이들의 키 성장 치료는 건강한 생리가 가능하도록 도와주는 치료를 병행하는 경우가 많다. 초경 이후 생리통과 안정적이지 않은 생리를 바로잡아주는 치료는 여아들의 평생 건강에 매우 중요한 일이기 때문이다.

스트레스가 부른 빠른 초경과 멈춰버린 키 성장

초등학교 3학년 때부터 발레를 해왔다는 예중생 혜지(가명)는 얼굴이 자그마하고 목선이 기름한 예쁘장한 아이였다. 진료실에 들어와 앉아서도 야구 모자를 푹 눌러쓴 채 벗으려 하지 않았다. 요즘은 패션 개념으로 실내에서 모자를 쓰는 경우도 많으니 크게 개의치는 않았다. 그런데 문진과 기본 검사를 마친 혜지가 잠시 화장실에 간 사이 엄마가 오히려 그런 혜지의 모자가 신경 쓰이는 듯 먼저 말을 꺼냈다.

"애가 스트레스로 탈모까지 왔지 뭐예요."

무용을 하는 아이들은 날씬한 몸매를 유지하는 게 필수이다. 조금만 살이 쪄도 움직임 자체가 둔해지고 움직임의 선이 곱지 못하니 이만저만 스트레스가 쌓이는 게 아니라고 한다. 혜지의 경우도 그랬다. 살이 쉽게 찌는 체질이어서 딱히 과식을 하지 않아도 자꾸만 체중이 늘었다. 설상가상 날로 힘들어지는 레슨과 연습 때문에 스트레스가 심해서였는지 또래 아이들보다 일찌감치 생리가 시작 되었다. 말로만 듣던 생리통도 심했다. 엄마와 혜지는 몹시 당황했다고 한다. 예중 입시를 앞둔 시점의 초경은 다소 치명적이었기 때문이다. 매일 연습을 해도 모자랄 판국에 생리를 할 때마다 며칠씩 생리통 때문에 몸 움직임조차 힘들었다. 그래도 그간 열심히 연습해온 보람이 있었던지 실기 시험에 합격하여 바라던 예중에 입학할 수 있었다.

그러나 입학의 기쁨도 잠시 뿐, 초등학교 때는 주변에 혜지만큼 발레를 잘하는 아이가 없었지만 예중에는 혜지와 비슷하거나 국제적인 콩쿠르에 나가도 손색이 없을 만큼 실력이 뛰어난 아이들이 숱했다. 혜지는 왠지 점점 주눅이 들었다. 게다가 매달 생리 때면 혼자만 연습에 뒤처지는 게 아닌가 싶은 강박관념에 잠을 설치기까지 했다.

오래도록 공들여 연습했던 교내 콩쿠르에서 본선 진출을 못하게 되자 혜지는 그 이유가 자신이 다른 아이들보다 통통하기 때문이라고 생각되었다. 그때부터 혜지는 다이어트에 집착하기 시작했다. 기름기가 있는 음식은 아예 상에도 못 올리게 했고, 밥이나 빵 같은 탄수화물 식품에는 손도 안댔다. 어떤 날은 야채샐러드 한 접시만으로 하루를 버틴 탓에 연습을 하다 탈진 증세가 오기도 했다. 엄마는 저러다 큰 일이 나는 게 아닐까 싶어 속이 탔지만, 아이가 진심으로 살을 빼길 원하니 섣불리 막을 수도 없었다.

그런데 문제가 일어났다. 과도한 다이어트로 인해 생리가 멈추어버린 것이다. 생리는 여성 건강의 바로미터라는 이야기가 있다. 생리는 몸 안의 호르몬 분비와 몸 상태가 절묘하게 조화를 이루며 이루어지는 지극히 섬세한 생체활동이다. 스트레스가 극심하거나 영양상태가 좋지 않을 때, 몸이 심각한 병에 걸렸을 때 제일 먼저 영향을 받기 때문에 생리가 비정상적이라면 우선 건강을 의심해 보아야 하는 것이다.

혜지가 우리 한의원에 온 것은 생리가 멎은 지 1년도 더 지난 때였다. 생리 뿐 아니라 키 성장도 완전히 멈춘 상태가 되어 더 이상 변화가 없었다. 이런 상태라면 어떤 병원이라 해도 성장 치료를 하겠다고 선뜻 손을 댈 수가 없을 것이다. 초경을 시작한지 몇 년 되었고 지난 1년 동안 키 성장이 멈추었다면 성장판이 완전히 닫혔을 가능성이 높기 때문이다. 나 역시 키 성장을 장담하기 어려운 상황, 혜지는 다시 키가 클 수 있을까.

늦었다고 무조건 포기하면
안 되는 이유

아이가 이미 초경을 지연시키기에는 너무 늦은 시점에 내원했다고 판단될 경우에도 포기하기는 이르다. 그것은 경우에 따라 이미 생리를 시작해서 일정 시간이 지난 아이에게도 통용될 수 있는 이야기이다. 아이가 성장할 수 있는 시간이 남아있는 한 아이의 성장을 도와주는 치료에 힘을 실어 최대한 키를 키울 수 있도록 도와주어야 한다. 성장기 아이들에게 몇 개월은 다시 돌이킬 수 없는 소중한 시간이기 때문이다.

혜지는 빠른 사춘기의 징후로 일찌감치 생리를 시작했지만 생리 시작 이후 키 성장이 멈추어버린 경우다. 정상적인 상황이라면 생리를 시작했다고 해서 키 성장이 곧바로 완전히 멈추지는 않는다. 생리 시작 후에도 2~3년간 평균 6cm 정도의 키 성장이 이루어진다는 것이 정설이다.

내원하는 엄마들 중 가끔 언제까지 성장을 위한 치료가 가능한지 묻는 경우가 있다. 아이들 하나하나는 저마다 체질이 다르고 처한 환경도 다르다. 그만큼 빠른 사춘기나 성조숙증의 징후도 다양할 수밖에 없다. 우리 아이가 빠른 사춘기나 성조숙증의 일반적인 이론과 다른 성장 패턴을 보인다고 해서 부모의 지레 짐작으로 포기하거나 손을 놓아버린다면 잃어버린 아이의 키는 어디에서도 되찾아줄 수가 없다. 물론 뒤늦은 성장 시도가 반드시 성공하리라는 보장은 없다. 오히려 기대만큼 자라지 않을 확률이 더 크다. 하지만 한 번 뿐인 아이의 소중한 성장의 기회를 놓치지 않으려면 해볼 수 있는 데까지는 해보려 노력하는 것이 진정 아이를 위하는 부모의 자세가 아닐까.

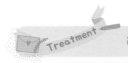

검사 결과 혜지가 1년째 키 성장이 이루어지지 않고 생리도 멈춘 이유는 과도한 다이어트로 인한 스트레스와 영양부족이 원인이었다. 앞에서 다룬 적이 있지만 과한 스트레스가 간에 무리를 주면서 생리 등을 관장하는 충임혈이 상한 경우이다.

더불어 극심한 영양 불균형으로 몸이 항상성을 유지하는 데 필요한 기본적인 에너지 확보에도 급급한 나머지 생리라든지 성장 같은 다른 활동에 힘을 쏟을 여력이 없어진 것이다.

오래도록 여성들의 자궁 건강에 대한 치료를 해온 경험에 의하면, 멈추었던 생리를 다시 시작하게 하는 것은 침만으로도 가능한 경우가 있다. 하지만 몸의 기력과 에너지가 현저히 떨어진 상태에서 몸이 생리와 성장을 멈춘 이유는 일종의 자기 보호 작용이기도 하고 그런 활동을 할 만한 기운이 없어진 것을 의미한다. 그런 이유로 우선 스트레스로 인해 간에 쌓인 화기를 없애고 몸의 기력을 북돋기 위해 쑥쑥탕을 처방했다.

3개월간 꾸준히 약을 복용하게 하니 기력이 회복되었고, 3개월이 지난 시점부터는 키 성장이 조금씩 이루어지고 있다. Part Ⅱ에서 다룰 내용이지만 일종의 따라잡기 성장이 일어난 것으로 보인다. 키 성장이 다시 일어나기 시작했다는 것은 혜지의 몸이 어느 정도 정상 수준으로 회복되어 힘을 비축하게 되었다는 것을 의미한다. 혜지는 현재 키 성장과 바른 생리를 위한 치료를 받으며 생활 습관 관리를 함께 진행 중이다.

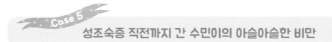

성조숙증 직전까지 간 수민이의 아슬아슬한 비만

만 9살이었던 수민(가명)이를 처음 만난 건 겨울이 막 시작되었을 때다. 이틀 전에 내린 함박눈의 설렘이 채 가시지 않은 쾌청한 주말이었다. 그렇게 신선한 날, 성조숙증 우려로 진료실에 찾아온 엄마들이 대부분 그렇듯 수민이 엄마의 얼굴엔 수심이 가득하다.

"아이가 가슴이 나오는 거 같은데 이게 살이 쪄서 그런 건지 아님 벌써 가슴 몽우리가 생기는 건지 너무 걱정이 돼서 왔어요."

엄마는 최근 수민이 몸에 온 변화가 혹시 2차 성징이 아닌지 여부부터 물었다. 얼핏 보기에도 수민이는 초등학교 3학년치고는 몸집이 큰 편이다. 소아비만의 징후가 엿보였다. 차근차근 문진을 해보니 유치원 때도 또래 아이들보다 부쩍 크게 자랐었다고 한다. 그러나 초등학교 입학한 후 최근 3년간은 1년간 3cm 정도밖에 크지 않았다. 게다가 키가 크지 않는 대신 자꾸만 살이 쪘다.

"체중은 점점 늘어 가는데 애가 평발이라서 운동하기도 쉽지 않아요. 몸집에 비해서 발목도 약한 편이거든요. 혹시 이러다가 성조숙증이 되면 어떡하죠?"

엄마는 단번에 답답한 속마음을 털어놓는다. 유전적 소인을 알아보기 위해 엄마의 내력을 들어보니 짐작대로 수민이와 비슷한 패턴이었다. 엄마 역시 어린 시절 다른 아이들보다 훌쩍 큰 편이었다고 한다. 그러다가 초등학교 고학년이 될 무렵부터는 키가 많이 크지 않았고, 결국 160cm 미만으로 키성장이 마무리되었다. 그런 이유로 엄마는 아이가 혹시 자신을 닮아 일찍 커버리고 더이상 키가 안 자라게 될까봐 걱정이었다.

기본 검사와 함께 비만 정도를 파악하기 위해 체성분 분석검사를 해보았다. 체성분 분석검사는 체지방과 근육량, 체질량 지수 등을 한눈에 파악해 볼 수 있어 비만 진단에 사용된다. 검사 결과 수민이는 키 141.4cm로 또래 아이들 100명 중 상위 80%에 속하는 키였다. 키 성장은 또래에 비해 늦은 편이 아니었다.

체중은 41.6Kg으로 상위 90%이상이고 키와 몸무게를 이용하여 비만의 정도를 추정하는 체질량지수(BMI) 역시 상위 90%에 속하니 체중이 많이 나가는 편에 속했다. 체지방률은 38.6%로 비교적 높게 나왔는데 체지방률이 30% 이상 넘어갔기 때문에 소아비만으로 진단내릴 수 있었다.

촉진과 더불어 의뢰한 혈액검사 결과를 살펴보니 수민이의 가슴은 멍울이 아니라 살이 많이 쪄서 가슴이 나와 보이는 상황이었다. 다행이다. 아직 2차 성징이 나타난 것은 아니구나. 그렇다면 아이의 바른 성장을 위해 더 많이 도와줄 수 있는 여지가 있는 것이다. 하지만 뼈 나이는 본인의 실제 나이보다 8개월 이상 앞서 있었다. 게다가 체지방률이 30%를 훨씬 초과했으니 소아비만에 대한 치료가 시급한 시점이었다. 진맥을 하고 수민이의 체질적 특성과 평소 일상에 관한 이야기를 들으니 체내에 불필요한 열도 많았다. 한열 불균형 등으로 인해 또래보다 초경을 일찍 시작할 가능성이 크다는 판단이 들었다. 소아비만 치료와 함께 수민이는 초경을 지연해주는 치료도 필요한 것이다.

성조숙증 예방하고 성장까지 책임지는 일석 삼조 비만 치료

소아비만 치료의 기본 개념

그래도 수민이 엄마의 경우는 아이의 비만에 의한 성조숙증 조짐을 일찌감치 걱정해서 온 바람직한 케이스다. 아이의 비만은 엄마가 조금만 신경 쓰면 얼마든지 잡을 수 있는 증상이다. 성조숙증의 원인에 대해 살펴보며 소아비만은 성인의 비만보다 훨씬 더 위험하다는 사실에 대해 이야기했었다. 상기하는 차원에서 요약해 보자면 성인의 비만이 지방세포의 크기가 증가해서 살이 찌는 것인 반면, 어린 시절의 비만은 어른의 경우와 달리 지방세포의 숫자 자체가 늘어나는 형태의 비만이기 때문에 보다 더 문제가 크다. 한 번 늘어난 지방세포의 숫자는 평생토록 줄어들지 않기 때문이다.

더 큰 문제는 지방세포에서 생성되는 호르몬인 렙틴이다. 지방세포가 증가할수록 렙틴호르몬도 늘어난다. 렙틴호르몬은 2차 성징을 나타나게 하는 성호르몬의 분비를 촉진시킨다. 비만에 의해 지방세포가 늘어나고 있는 아이는 살이 덜 찐 아이에 비해 그만큼 성조숙증의 위험이 커지는 것이다. 아이들에게 있어 소아비만은 그냥 방치할 수만은 없는 성조숙증의 시한폭탄 같은 위태로운 증상이다. 특히 여자아이의 소아비만은 성조숙증과 밀접한 연관이 있다고 알려져 있는 만큼 더욱 신경 써서 일찌감치 바로잡아주어야 한다.

소아비만은 그 위험성의 차원 뿐 아니라 다이어트의 목적과 방법에 있어서도 성인과는 판이하게 다르다. 소아비만 치료를 위한 다이어트의 목적은 날씬한 몸매를 위한 것이 아니다. 아이가 성조숙증의 위험성에서 벗어나 또래와 같은 시기에 올바른 성장을 할 수 있도록 하기 위함이다. 목적이 다른 만큼 그 방식 면에 있어서도 우리가 일반적으로 아는 단순한 다이어트법과는 다르게 접근을 해야 한다.

어른들은 이미 신체조직의 구성이 마무리된 상태이기 때문에 다소 과도한 살빼기를 했다 치더라도 영양과 수분만 제대로 보충해준다면 얼마든지 건강을 유지할 수 있다. 그러나 아이들의 경우 지나친 다이어트는 영양부족에 의한 성장 장애로 이어질 수 있다. 세포와 조직이 한창 자라나는 시기에 몸이 필요한 만큼의 영양을 충분히 섭취하지 못한다면 훗날 아무리 좋은 영양을 공급하더라도 성장 부진을 만회할 수 없을지도 모른다. 그러므로 아이들의 비만을 치료할 때는 무엇보다 '성장기'라는 점을 확실히 기억하고 치료법을 찾아야만 한다. 성장에 방해받지 않으면서도 다이어트를 병행하여 성조숙증을 예방하는 묘책을 얻기 위해서는 전문가의 진단을 통한 치료법이 필수이다.

또한 전문가의 진단 못지않게 중요한 것은 평소 비만을 유발하는 생활 방식을 건강한 쪽으로 바꿔주려는 꾸준한 노력이다. 소아 비만인 아이들은 단순히 체중이 많이 나간다는 문제 뿐 아니라 식습관, 생활습관, 운동습관 등에서 문제가 있을 가능성이 크다. 소아 비만을 치료하는 과정에서 지속적인 상담을 통해 잘못된 습관 등을 교정하여 바르게 성장할 수 있도록 도와주어야 한다. 아이들은 아직 스스로를 자제할 능력이 부족한 만큼 늘 옆에서 함께 하는 엄마들의 도움이야말로 소아비만 퇴치의 가장 중요한 덕목이다. 엄마란 존재는 아이의 라이프코치라는 사실을 꼭 기억해야만 한다.

소아비만 치료 과정

소아비만 치료는 신장, 체중 측정 등 기본검사를 통한 BMI와 소아청소년 성장도표 백분위 지수, 체성분 검사를 통해 정확한 비만 상태를 파악한 후, 식단 작성을 통한 식이요법 관리, 운동, 생활습관의 교정 관리와 심리치료를 받게 되고 이와 더불어 단순히 살을 빼는 것이 목적인 성인의 다이어트와는 차별되게 성장을 함께 챙겨주는 한약을 처방, 복용하는 순서로 이루어진다. 우선 검사 과정에서 알아두어야 할 용어들을 살펴보자.

① 비만 검사

체질량지수(Body Max Index, BMI)

BMI는 키와 몸무게를 이용해서 비만도를 나타내는 지수이다. 몸무게를 키의 제곱으로 나누어 산출한다. 이때 주의해야 할 점이 있다. 우리는 보통 키를 잴 때 센티미터 단위로 재지만 BMI수치는 미터를 기준으로 하기 때문에 센티미터를 미터 단위로 바꾸어 계산해야 한다. 예를 들어 키가 160cm이고 몸무게가 60kg인 사람의 BMI는 60(몸무게)을 2.56(키 1.6m를 제곱한 값)으로 나눈 값인 23.4kg/m²이다. 이렇게 나온 수치를 기준 값과 비교하여 비만의 정도를 파악할 수 있다. 비만 정도의 기준은 세계보건기구와 우리나라 대한비만학회가 각각 달리 정하고 있다. 세계보건기구에 비해 우리나라의 기준은 좀 더 엄격한 편이다.

기준

세계보건기구	대한비만학회 및 세계보건기구 아시아태평양지역
과체중: BMI 25kg/m² 이상일 때 비만: BMI 30kg/m² 이상일 때 고도비만: BMI 35kg/m² 이상일 때	과체중: BMI 23kg/m² 이상일 때 비만: BMI 25kg/m² 이상일 때 고도비만: BMI 30kg/m² 이상일 때

세계보건기구와 우리나라의 비만 기준이 다른 이유는 우리나라의 경우 비만으로 인한 질환이 BMI 25kg/m² 이상일 때 1.5배~2배 증가하기 때문이라고 한다. 최근 한 연구결과에 따르면 이러한 기준이 한국인의 체형과 맞지 않는다는 의견도 있으나 아직까지는 비만 치료 등에 있어 대한비만학회의 기준이 널리 쓰이고 있다. BMI는 키와 몸무게만 알면 손쉽게 비만도를 측정해볼 수 있어 편리하지만 마른 비만을 지닌 사람에게는 해당되지 않는다는 단점이 있다. 마른비만은 BMI가 정상으로 나오거나 낮은 편인데도 체지방률은 높은 경우를 말한다. 마른 비만은 주로 체지방이 많은 여성에게서 많이 발견되는 현상이다.

소아 청소년 신체 발육 표준치

소아의 키와 체중은 성인과 달리 남아와 여아 사이의 차이가 크고 연령별로 성장에 따른 변화폭도 크다. 그런 이유로 비만을 진단할 때 BMI와 함께 소아 청소년 표준성장도표의 평균 백분위수를 참고하여 판단하는 것이 합리적이다. 우리나라에서는 소아와 청소년의 성장 상태를 평가하는 지표로 1967년부터 10년 주기로 소아 청소년의 신체 발육 표준치인 소아 청소년 표준성장도표를 제정하고 발표해왔다. 올해는 아직 새 개정 성장도표가 발표되지 않아 2007년의 것을 참고해야 한다. 한국소아청소년 표준성장도표와 표준성장도표백분위수는 질병관리본부 홈페이지 자료 탭에서 다운로드 받을 수 있다. BMI가 성별 및 연령 기준으로 85~94 백분위수에 속하는 경우를 과체중으로, 95 백분위수 이상에 속할 경우를 비만으로 진단하게 된다. 가령 A라는 아이가 95백분위수 이상에 속한다면, 같은 성별, 같은 연령대 아이들의 BMI 분포 중에서 95%의 사례가 A보다 체질량지수가 더 작다는 것을 의미한다.

체성분 검사(인바디 검사)

체성분 검사는 몸 안의 체지방량과 근육량, 수분량, 인체 사이즈 등을 분석해주는 검사이다. 체성분 검사는 여러 가지 장비와 방식이 있지만 그중 가장 접근성이 좋아 보편적으로 쓰이는 방식이 바로 인바디 검사이다. 인바디는 체성분 분석검사기의 한 상표명이지만 대중에 널리 알려지면서 체성분 검사 자체를 의미하는 용어인 것처럼 여겨지게 되었다. 마치 우리가 인공조미료를 가장 대표적인 상표명인 미원이라고 부르는 것과 마찬가지이다.

인바디 검사는 생체전기저항분석법(Bioelectrical Impedance Analysis, BIA)을 이용하여 체성분을 분석한다. 생체전기저항분석법이란 지방은 전기가 통하지 않고 수분은 전기가 통하는 원리를 이용, 신체에 약한 전류를 통과시킨 후 전기 저항 값을 이용하여 몸속 체지방량을 측정해내는 방식이다.

그러나 이 방식은 체내 수분량의 변화에 의해 정확성이 떨어질 수 있다는 단점이 있다. 우리 몸은 짠 음식만 먹어도 수분을 몸에 잡아둘 수 있고, 그 외에 운동이나 음주, 생리주기 등에 의해서도 수분량이 달라질 수 있기 때문이다. 이런 단점을 극복하여 보다 정확한 체지방량을 측정하려면 검사 전 체내 수분의 양을 변화시킬 수 있는 행동을 자제해야 한다. 예를 들자면 검사 직전에는 음식물을 먹거나 마시지 않아야 하고, 운동이나 샤워 등을 삼가야 하며, 생리 주기를 피해서 되도록 매번 같은 시간대에 측정하는 것이 바람직하다.

생체전기저항분석 검사는 체내 체지방량 등 비만의 상태를 비교적 정확하게 파악할 수 있다. 또한 비만 치료를 구체적으로 계획하고 치료를 실행한 후 상태의 추이를 살펴 그에 따른 피드백을 어떻게 치료에 반영해야 하는지 잘 알 수 있기 때문에 임상에서 유용하게 사용된다. 체지방이 체중에서 차지하는 비율을 체지방률이라고 하는데, 보통 남성은 체지방률 25%이상일 때, 여성은 30%이상일 때를 비만으로 분류한다.

② 치료

비만 검사가 끝났으면 본격적으로 치료가 시작된다. 비만치료는 식이요법과 규칙적인 운동, 행동치료와 심리요법이 포함된다. 약제와 수술요법 등의 치료법도 있으나 소아들의 경우는 성장에 의해 변화가 진행 중인 상황이므로 건강에 심각한 위협이 있을 때가 아니면 신중히 고려되어야 한다. 한방에서는 한약과 침을 이용한 치료가 있는데 우리 의원의 경우엔 주로 성장에 방점을 둔 한약처방이 이루어지고 있다. 소아의 경우 체중을 감량하기보다는 현재 체중이 더 이상 늘지 않게 유지하면서 키가 크도록 도와주면 결국은 성장과 함께 정상 체중을 갖게 되는 경우가 많다.

식이요법

소아비만인 아이의 식이요법은 다음과 같이 세 가지 원칙으로 요약할 수 있다. 우선 단순히 식사량을 줄이는 것보다는 패스트푸드나 당분이 가득 든 음료수처럼 영양은 없고 칼로리만 높은 음식 섭취를 자제함으로써 불필요한 칼로리를 줄인다. 두 번째는 비만을 부추기는 것으로 알려진 염분 섭취를 제한해야 한다. 세 번째는 성장에 꼭 필요한 6가지 식품군을 균형 있게 섭취하게 한다.

규칙적인 운동

칼로리 섭취를 제한하는 살빼기는 단기적인 체중 감량에는 효과적일 수 있으나 일정 시간이 지나면 요요현상으로 다시 살이 붙기 쉽다. 또한 몸의 기관들이 골고루 성장해야 하기 때문에 지속적인 영양 공급이 필요한 소아에게는 적합하지 않다. 효과적인 치료를 위해서는 반드시 규칙적인 운동을 병행하여야 한다. 소아비만 치료에는 주로 유산소 운동이 권장된다. 유산소 운동은 몸속의 지방을 사용하여 에너지를 생성하는 방식의 운동이므로 체지방 감소에 도움이 된다. 또한 심장과 폐의 기능을 향상시켜주고 스트레스를 해소시켜주어 심신을 평안하게 해준다. 흔히 소아비만에 동반되는 심혈관 질환과 당뇨병, 고지혈증 등 성인병의 위험성을 줄여주기도 한다.

유산소 운동의 종류로는 걷기, 달리기, 줄넘기, 자전거 타기, 수영하기, 등산 등이 있다. 이중 아이가 재미있게 즐길 수 있는 운동을 골라 하루 20~30분씩, 일주일에 총 3~5번 정도 꾸준히 행한다. 비만아는 몸무게를 지탱하는 발목 등이 약해 다칠 수 있으므로 처음부터 갑자기 무리하는 것은 삼가고 운동이 몸에 적응될 때까지 차츰 운동량을 늘려가는 것이 좋다.

행동치료

소아청소년 비만 치료는 과잉 칼로리에 의한 불필요한 지방 축적을 억제하고 올바른 성장에 필요한 영양소를 공급하도록 진행되어야 한다. 그런데 비만이 된 아이들의 생활 패턴을 살펴보면 유전적인 소인이나 기질적 원인을 제외하고는 대부분 잘못된 생활습관에 의해 비만이 유발되어지는 경우가 많다. 생활 습관을 개선하지 않으면 일단 체중이 정상 수준이 된다 해도 언제 다시 또 비만이 올지 모른다. 그러므로 치료 후 적정 체중을 유지하기 위해서는 아이의 평소 식습관 등을 잘 살펴서 비만을 부르는 행동 양식을 교정해줄 필요가 있다. 실제 소아비만 치료 시에도 엄마, 아이와의 상담을 통해 함께 잘못된 생활 습관을 발견하고 고쳐나가게 된다. 이때 아이들에게서 공통적으로 해당되는 습관들과 고쳐야 할 점 등을 몇 개의 문항으로 정리해보았다.

▶식사와 수면은 규칙적으로

불규칙한 식습관과 수면 패턴을 지녔다면 그로 인해 야식을 먹게 되는 경우가 많아진다. 늦게 먹으면 위장이 밤새 쉬지 못하고 음식을 소화시키기 위해 고생하게 된다. 또한 아침에 일어나도 피곤하고 늦잠을 자게 된다. 늦잠으로 아침을 먹을 시간이 없어 아침을 거르게 되면 점심에 폭식을 하게 되는 악순환이 일어난다. 아침은 제때 꼭 챙겨먹도록 하고 저녁식사는 너무 늦지 않도록 주의해야 한다. 하루에 필요한 열량을 세끼로 나누어 섭취해야 하는데 아침을 안 먹게 되면 우리 몸은 아침에 굶은 것에 대한 보상으로 열량을 저장하려는 경향을 보인다. 아침을 굶는 것은 확실히 비만의 적이다. 또한 수면이 부족할 경우에도 우리 몸은 먹는 것으로 보상하려는 경향을 보인다고 한다. 잘 자고 제 때 먹는 일은 평범하지만 비만

퇴치를 위해 꼭 실천해야 할 기본 사항이다.

▶식사 시간엔 식사하는 일에만 집중하기

요즘 아이들은 TV에 푹 빠져있거나 게임을 하면서 밥을 먹는 경우가 적지 않다. TV나 게임에 정신을 온통 빼앗긴 상태에서 식사를 하다 보면 식사가 얼른 해치워야 할 부수적인 일이 되어버린다. 여러 가지 반찬을 골고루 먹어야 영양을 섭취할 수 있음에도 밥만 대충 먹는 바람에 자연스레 편식을 하게 된다. 또한 허겁지겁 먹게 되니 정확한 식사량을 알기도 힘들다. 식사할 때는 밥상에 제대로 앉아 집중하는 것이 무엇보다 중요하다. 특히 뇌가 포만감을 느끼려면 20분의 시간이 지나야 하므로 최소 20분 이상의 식사 시간을 갖는 것이 좋다.

▶다이어트보다 운동과 친해지려는 노력 필요

위에 살펴본 것처럼 걷기 운동은 하기도 쉽고 칼로리 소모성도 높은 꽤 쓸모 있는 유산소 운동이다. 운동을 하겠다고 마음먹고 나서는 것도 필요하지만 무엇보다 일상 속에서 작정하고 운동과 친해지는 것은 어떨까. 엄마와 아빠, 아이가 함께 식후 30분 정도 산책을 하는 것도 좋다. 엘리베이터를 타지 않고 계단을 통해 천천히 걸어 올라가도 운동이 된다. 가족과 함께 하는 일상 속의 운동은 아이에게 운동이란 결코 지루한 의무가 아니라 유쾌한 일상의 습관이라는 기억을 만들어줄 수 있을 것이다.

심리치료

비만인 아이들의 경우 학교에서 놀림을 받으면 뚱뚱하다는 것에 대해 의기소침해지거나 자존감이 없어질 확률이 높다. 아이의 장점을 칭찬하고 북돋아주면서 심리적으로 안정될 수 있도록 돕는다. 폭식의 습관을 지닌 아이들 중에는 스트레스를 해소할 만한 적절한 방법을 모르는 경우가 적지 않다. 스트레스 해소는 반드시 과격한 몸 쓰기 같은 것만을 의미하지는 않는다. 아이가 좋아할 만한 취미생활을 만들거나, 마음을 터놓고 고민을 말할 수 있는 대화의 분위기를 만들어주려 노력한다.

한약처방

한의학에서 비만은 기(氣)가 허해지면서 생긴 습담이 주요 원인으로 꼽힌다. 기가 허해지는 이유는 운동부족과 기름진 음식의 과다 섭취, 스트레스로 간에 울화가 쌓이는 것 등을 들 수 있다. 기가 허해지면 비위의 기능이 허약해지면서 습담이 생기게 된다. 기허의 원인 중 하나인 기름진 음식의 과다 섭취를 예로 들어보면 어떤 과정에 의해 비만이 발생되는지 쉽게 알 수 있다.

한의학의 고전인 황제내경(黃帝內經)에는 비감후미(肥甘厚味)한 식생활이 비만을 부른다고 쓰여 있다. 비감후미란 기름기와 영양분이 지나치게 많고 혀를 자극하는 강렬한 맛을 뜻한다. 그러한 음식들을 과하게 섭취하게 되면 우선 음식물을 소화시키고 몸에 필요한 영양분의 흡수를 돕는 비위가 무리를 할 수밖에 없다. 비위가 약해지면 소화 기능과 영양분의 운반 기능이 막히면서 습담이 뭉치게 된다. 습담이 생기면 몸 속 기(氣)의 순환을 막아 기가 허해진다. 이때 습담에 의해 발생된 열이 몸속의 진액을 소모하고 말려버리면 우리 몸은 다시 음식을 통해 이를 보충하고자 먹을 것을 찾게 된다. 소화와 흡수가 제대로 이루어지지 않는 상태에서 자꾸만 음식을 먹게 되는 악순환이 일어나게 되는 것이다. 이로 인해 비만이 발생하게 된다.

비만 치료에 쓰이는 한약은 진료와 상담을 통해 각각의 아이들마다 비만이 발생하게 된 원인을 명확히 파악하여 개별적인 처방을 하되, 대체적으로 기의 순환을 도우면서 습담을 없애주고 몸 안의 수액 대사를 원활하게 하는 쪽의 처방이 이루어진다.

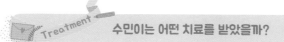

수민이는 어떤 치료를 받았을까?

비만으로 인해 골연령이 빨라졌고 조기초경의 우려가 있었던 수민이는 우선 3개월의 치료기간을 잡고 초경지연 바름탕을 처방했다. 초경지연과 체중 조절을 위해서는 체질을 개선해주는 치료가 필요했기 때문이다. 수민이가 지방에 사는 관계로 내원이 쉽지 않아 침 치료는 병행하지 못했다.

처방과 함께 상담을 통해 식습관과 생활 습관을 체크했다. 상담 결과 수민이가 즐기는 음식은 피자와 파스타를 비롯, 프라이드 치킨의 기름기에 달고 짠 맛을 더한 닭강정, 튀김류 등 비만을 유발하는 고열량 식품들이었다. 평소 더위를 못 참아서 엄마가 늘 냉장고에 탄산음료와 오렌지 쥬스, 아이스크림이 떨어지지 않게 준비해놓았다고 한다. 세끼 식사로는 금방 허기가 져서 수시로 간식을 먹는 버릇도 문제였다.

티칭을 통한 수민이의 식습관 및 생활 습관 교정을 위해 평상시 수민엄마, 수민이와 언제든 연락을 주고받을 수 있는 핫라인을 만들었다. 수민이는 집이 병원에서 먼 곳에 있기 때문에 자주 내원하여 대면 상담을 하기보다 SNS와 전화 등을 통한 빠른 상담이 효율적이라고 판단했던 것이다. 일주일에 몇 번씩, 어떤 때는 하루에도 몇 차례씩 아이의 생활 습관 교정 진행 과정을 공유했다.

내원 전 수민이는 이미 일주일에 3회 정도 수영을 계속해왔다고 한다. 그런데 한 학년 높아지면서 다른 많은 아이들처럼 바빠졌다. 이것저것 배워야 할 게 많으니 시간이 나지 않았고 운동도 적극적으로 해내기 어려웠다. 그래도 다행인 것은 운동에 충실하지 못한 게 걱정 된 수민이가 대신 한약을 더 열심히 챙겨 먹었다고 한다.

그렇게 3개월, 놀라운 결과가 나타났다. 수민이의 BMI 수치가 상위 90%에서 75%로 눈에 띄게 감소한 것이다. 체중이 2kg 줄면서 체지방률도 38.6%에서 33.1%로 5%이상 감소했다. 비만을 나타내는 여러 가지 지표들이 호전되면서 키도 2cm가 컸다. 8개월쯤 차이 나던 역연령과 골연령의 차이도 정상에 가깝게 좁혀졌고 우려했던 가슴멍울 등 2차 성징은 나타나지 않았다.

무엇보다 바람직한 것은 수민이 스스로가 비만을 부를 수밖에 없는 식습관 개선의 필요성을 자각하게 된 일이다. 수민이는 엄마가 잔소리를 하지 않아도 고열량 식품, 인스턴트 식품 섭취를 멀리하고 과식하는 습관에서 벗어났다.

Case 6
여드름 치료로 맑은 웃음을 되찾은 정윤이

만 11세인 정윤(가명)이는 아기 때부터 내게 진료를 받아왔다. 오랫동안 조언과 상담을 주고받아 그런지 정윤이 가족과는 마치 한 식구처럼 느껴질 정도로 친근한 사이이다. 정윤이는 어릴 때부터 열이 많은 체질이었다. 정윤이가 잔병치레를 할 때마다 체질을 감안한 하우탕을 처방하여 건강을 관리해주었다. 그러다 한 동안 정윤이네를 만나지 못했다. 아빠가 파견 근무를 나가게 되어 온 가족이 2~3년간 외국에 가서 살았기 때문이다. 오래도록 소식을 모르니 종종 궁금해지는 때가 있었다. 철이 바뀔 때마다 몸의 열 때문에 목이 건조해져서 감기에 걸리진 않을까, 체질적으로 스트레스를 많이 느끼는 아이인데 새로운 환경을 잘 견뎌내고 있을까 걱정되기도 했다.

그러던 어느 날 정윤이와 엄마가 불쑥 다시 병원에 들렀다. 초등학교 5학년인 정윤이는 벌써 사춘기 소녀티가 났다. 못 보던 새에 부쩍 커버린 것이다. 한국에서 떠날 때는 적당한 체형이었지만 체중이 많이 불어있었다. 얼굴 곳곳에 난 여드름을 보니 초경이 임박했을지도 모른다는 직감이 들었다. 그런데 진료와 상담을 진행해보니 예상이 빗나가지 않았다. 그간의 사정을 이야기하던 끝에 정윤이 엄마가 아이의 빠른 사춘기 징후에 대해 걱정을 털어놓는다. 다른 모든 엄마들처럼 정윤이 엄마도 더 이상 키가 안 크면 어쩌나 하는 두려움을 갖고 있었다.

기본적인 검진을 하고 혈액검사 결과로 나타난 성호르몬 수치를 보니 혈중 에스트라디올 농도가 41.81pg/mL가 나왔다. 에스트라디올 농도는 일시적 상승 가능성이 있기 때문에 그것만으로 사춘기 시작 여부를 판단하는 건 무리가 있다. 하지만 보통 사춘기 이전 여아들의 정상적인 혈중 에스트라디올 농도가 10pg/mL 미만인 걸 감안하면 상당히 높은 수치이다.

그 정도면 정윤이의 몸은 생리를 시작하기 직전의 상태일 수 있다. 왠지 안타까운 생각이 들었다. 정윤이는 열이 많은 체질이니 몸 속 한열의 균형이 깨질 소지가 다분했었다. 그로 인해 성조 숙증이나 이른 사춘기가 올 수도 있는 타입이었다. 될 수 있으면 제 나이에 사춘기가 시작될 수 있도록 아이가 어릴 때부터 체질 의 치우침을 균형 잡아주는 처방으로 아이의 건강을 챙겨주려 노 력했다. 그런데 본의 아니게 잠시 손을 놓은 새에 걱정했던 상황 이 닥치고 만 것이다. 우선은 생리를 지연시키는 치료가 필요해보 였다. 생리가 늦게 시작될수록 키 성장이 조금이라도 더 이루어질 가능성이 있기 때문이다.

정윤이에겐 또 하나 시급히 해결해주어야 할 증상이 있었다. 바로 여드름이었다. 키를 키우는 것도 중요하지만, 차근차근 상 담을 해보니 정윤이는 외모에 대한 자신감이 부쩍 떨어져있었다. 살이 많이 붙어 스스로 날씬한 친구들과 자꾸 비교가 되는데다 얼 굴에 돋아난 여드름 때문에 거울 보는 것조차 싫어졌다는 것이다. 사춘기가 막 시작되는 시점에 공연히 피부에 대해 갖지 않아도 되 는 열등감을 갖는 건 정신건강에도 좋지 않다. 사회성이 한창 발 달되는 사춘기에 아이가 바깥을 향해 손을 내밀 자신감이 위축되 면 얼마나 안타까운 일인가. 또한 피지분비가 한창 왕성해지는 시 기라서 그대로 방치하게 되면 어른이 되었을 때 깨끗하고 맑은 피 부를 갖기 힘들어진다.

여드름 치료

성조숙증과 빠른 사춘기가 온 아이들을 치료해보니 그중 대부분은 여드름 증상이 동반되었다. 딸아이가 둘이니 나는 그맘때 여자아이들의 외모에 대한 열망을 누구보다 잘 알고 있다. 또한 12년간 주니어 여드름 클리닉을 운영해오며 여드름을 사춘기가 되면 누구나 나타나는 현상 정도로만 생각하며 대수롭지 않게 여기는 어른들과 달리 아이들에게는 얼마나 커다란 고민거리인지 숱하게 보고 들었다. 피부에 여드름이 나면 아이들은 신경이 예민해지고 만사에 자신감을 상실할 위험성마저 있다. 친구 관계가 위축되거나 대인기피증이 생기기도 한다. 여드름에 신경 쓰느라 공부시간을 빼앗겨 성적이 떨어지기도 한다. 여드름을 스쳐지나가는 일상 속의 평이한 현상으로만 봐서는 안 되는 이유다.

아이들의 여드름 치료는 어른들과는 달라야 한다. 아이들 피부의 특성 자체가 어른들과 차이가 있기 때문이다. 연약한 아이들의 피부에 나타나는 복합적인 증상에 대해 보다 섬세하고 전문적인 치료 프로토콜이 필요하다. 정상적인 사춘기가 온 10대 아이들도 피부 관리에 있어서만큼은 보다 신경을 써줄 필요가 있다. 피지 분비가 가장 왕성한 나이가 10대 중후반이기 때문에 이때 피부 관리를 잘못하면 모공이 넓어지고 평생 흉터가 생길 우려도 있다. 반면 아이들의 피부는 세포분열이 왕성한 시기여서 그만큼 회복력도 뛰어나다. 사춘기 여드름 치료는 그런 특성들을 감안하여 피지 분비를 조절해주면서 동시에 튼튼하고 건강한 피부로 자랄 수 있도록 살펴주어야 한다. 만성적인 피부 염증에 해당하는 어른들의 여드름과는 다른 방식으로 접근해야 하는 것이다. 그래서 가능하다면 성인의 여드름치료와 같은 치료방식을 따르는 곳보다는 아이들에게 특화된 여드름 치료 프로그램이 있는 곳에서 치료를 받도록 해야 한다.

여드름 치료 왜 해야만 할까?

2차 성징이 시작되면 호르몬의 작용에 의해 피부도 어른이 되어가는 변화를 겪는다. 우선 연약하고 얇았던 피부의 두께가 어른과 비슷한 정도로 두꺼워진다. 모공도 더 깊어지고 피지선이 발달하기도 한다. 이때 확장된 피지선으로 인해 피지 분비가 늘어나게 되는데 이 과정에서 여드름이 발생하기 쉬운 상태가 되는 것이다. 특히 모공이 잘 막히는 체질이거나 부모가 여드름으로 고생했다면 아이도 똑같은 패턴을 밟을 가능성이 많다. 피부 타입은 유전되는 것이기 때문이다.

여드름 자체는 큰 문제가 아니다. 피부에 생기는 트러블이므로 다른 신체적 이상이 동반되는 것은 아니다. 그러나 그대로 방치해서 아이들이 무심코 손을 대서 긁거나 씻지 않은 손으로 짜내다가 세균 감염이라도 된다면 뽀얗고 예쁜 피부에 색소침착이나 흉터가 남을 우려가 있다. 울긋불긋하게 올라온 염증들을 자기도 모르게 습관적으로 만지거나 뜯다 보면 회복하기 어려운 푹 파인 흉터가 되는 것이다. 아이들 피부는 어른보다 약하기 때문에 더 쉽게 흉이 진다. 또한 피지가 원활하게 배출되지 못하여 모공이 보기 싫게 커지게 된다.

외모에 민감한 아이들에게 여드름으로 인해 얼룩덜룩해진 얼굴 피부는 대인 관계에 스트레스로 작용할 수 있어 특별히 주의가 필요하다. 다른 아이들은 사춘기에나 신경 쓸 법한 여드름에 대해 초등학교 저학년부터 신경을 기울이다 보면, 또래 아이들이 겪는 일반적인 고민에서 동떨어져 또래 집단과의 공감대 형성에 어려움을 겪는 등 성장에 문제가 생길 수 있다. 예민한 아이의 경우 교우관계가 위축된다든지 대인기피증이 생기는 등 마음의 상처가 되기도 한다.

특히 12세 이하 연령에서 발생하는 여드름은 더욱 눈 여겨 보아야한다. 정상적인 성장과정 상의 자연스러운 현상과 초등학교 저학년부터 시작되는 여드름은 명백히 위험도가 다르다. 12세 이전에 발생하는 여드름은 청소년기에 심하게 악화하거나 성인기까지 만성화할 가능성이 있어 빠른 진단과 치료가 필요하기 때문이다. 앞서 살펴본 바와 같이 일반적으로 성조숙증은 여자아이는 8세 이전, 남자아이는 9세 이전에 가슴과 음모가 발달하고, 고환 크기가 증가하는 등의 2차 성징이 나타나는 것을 말한다. 그러나 그런 징후들에 비해 여드름은 비교적 눈에 잘 띄는 증상임에도 불구하고 그냥 지나쳐버리기 쉬운 성조숙증의 징조이다.

아직 이른 나이에 여드름이 발생했다면 아이가 피부로 인한 스트레스를 겪기 전에 전문의를 찾아보는 게 바람직하다. 여드름 외에 성조숙증의 다른 징후는 없는지 점검한 후 호르몬 조절과 치료약 처방을 통해 아이의 성장 속도를 평상의 수준으로 되돌려 주어야 한다. 적절한 치료와 약 처방이 병행되어 아이의 성장이 다시 정상 궤도로 돌아가면 여드름도 자연스럽게 사라지게 될 것이다.

여드름 치료의 시기와 방법은?

'여드름이 몇 개 정도 난 건 괜찮지 않을까?'하는 생각에 치료를 미루는 부모들이 많다. 심하지 않은 것 같은데 꼭 치료를 받아야 하나 하는 생각이 들기도 한다. 그러나 한 번 악화되면 돌이키기 쉽지 않은 게 여드름 치료이다. 여드름의 개수가 걷잡을 수 없이 늘어나서 패인 상처라든지 색소침착이 생겨버리면 그때서야 다급하게 치료를 시작한다 해도 이미 생긴 자국을 지우기는 어렵다. 심하지 않은 상태이기 때문에 더욱 치료가 필요하다. 여드름이 생기기 시작하는 초반에 적절한 치료를 통해 염증을 제거하고, 막히기 쉬운 모공을 열어주면 여드름이 올라오는 개수를 최소화하고 상태가 심해지는 것을 미리 막을 수 있다.

그러나 학교 수업에, 학원수업에 하루 종일 바쁜 아이가 매일 여드름 치료를 받기 위해 시간을 내는 건 또 다른 스트레스가 될 것이다. 아이들의 치료는 여드름 치료 자체만을 위해 번거롭게 병원에 오가는 것을 최소화하고 집에서도 충분히 관리가 가능하도록 만들어주는 편이 효율적이다. 내 경우엔 초반 1개월 정도만 일주일에 한 번 1시간쯤 시간을 내어 모공이 막히지 않도록 잡아준 후, 이후는 모공을 열어주고 각질을 정리해주는 처방을 통해 집에서 스스로 피부를 관리할 수 있도록 하고 있다. 이때, 모공이 막히지 않도록 치료하는 방법은 모든 아이에게 다 똑같은 처방이 나가는 게 아니다. 아이들의 제각각인 몸 상태를 세심히 고려해야 한다. 또한 여드름의 형태도 다르기 때문에 그에 대한 처방도 개인별로 다를 수밖에 없다.

아이들의 여드름 치료 시 반드시 고려해야할 것은 여드름 치료 시의 통증을 완화시켜주는 일이다. 피부에는 섬세하고 예민한 통점이 자리하고 있기 때문에 아프지 않게 여드름을 치료해주는 숙련된 치료사의 손길이 필요하다. 또한 경제적 부담도 적어야 한다. 여드름을 치료하기에 앞서 치료가 필요한 여드름인지 아닌지를 판별하는 것도 중요하다. 일시적인 피부 트러블과 성조숙증, 혹은 사춘기성 여드름은 양상이 확연히 다르기 때문이다.

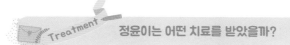

총 1년 정도의 기간을 잡고 초경지연과 비만 치료, 키 성장을 도와주는 치료를 진행했다. 치료 후 6개월이 경과한 시점이 되자 체지방률이 33.5%에서 25%로 감소했다. 키도 4cm가 더 자랐다. 호르몬 수치상 곧 초경이 시작될 것 같았던 정윤이는 다행히 그해를 넘겨 초등학교 6학년에 생리를 시작했다. 이에 대해서는 누구보다 정윤이 엄마의 만족감이 크다.

"어린 나이에 초경을 시작했으면 뒤처리를 어떻게 해야 하는지 교육 시키는 것 자체도 난감했을 거예요. 그런데 어느 정도 생각이 성숙해진 다음에 생리를 시작하게 되니까 여자로서의 몸가짐이라든지, 스스로 몸을 관리하는 법 등에 대해 자연스럽게 이야기 해줄 수 있어서 좋아요."

정윤이는 현재 키 성장을 도와주는 쑥쑥탕 처방 및 운동요법, 식이요법과 함께 여드름을 다스리는 맑음탕을 처방하여 여드름 치료에 집중하고 있다.

단 3개월 치료로 몇 년 고생 미리 막은
서윤이의 성조숙증 치료 골든타임

성조숙증은 엄마나 아빠에게서 물려받은 유전적 소인도 영향을
준다. 오랫동안 성조숙증을 치료해 보니 언니가 성조숙증이면 동
생 역시 성조숙증인 경우가 많았다. 유전적 성향도 비슷할 뿐 아
니라 식습관이나 가족의 생활 패턴이 비슷하기 때문이다.

만 6세 서윤(가명)이는 이다음에 발레리나가 되는 게 꿈이다. 서윤
이는 바로 위에 소개된 여드름 치료 사례 속 주인공인 정윤이의 친
여동생이다. 언니가 치료를 받으러 올 때마다 엄마 손을 잡고 함께
따라오곤 했다. 붙임성이 있어 자연스럽게 나와도 친해졌고 상담과
치료를 도와주는 한의원 식구들에게도 귀여움을 받게 되었다.

그런데 어느 날 서윤이 엄마가 서윤이도 언니처럼 비만 치료를
받을 수 없느냐고 물었다. 무엇보다 언니인 정윤이의 한방 치료를
옆에서 지켜본 서윤이가 자신도 비만치료를 받고 싶다는 것이다.
아이들은 대개 병원 치료에 대한 막연한 두려움이 있지만, 서윤이
는 언니의 치료 과정을 직접 눈으로 확인하며 그게 그렇게 무서워
할 일이 아니란 것을 알게 된 것이다. 그 다음 해에 초등학교에 입
학하는 서윤이는 학교에서 아이들에게 뚱뚱하다고 놀림 받을까봐
걱정이 많이 된다고 했다. 서윤이 엄마는 아직 어린 서윤이도 비
만 치료가 가능한지 궁금해 했다.

서윤이의 경우 나이는 어리지만 진료 경험상 성조숙증이 발생할 소지가 다분한 상태였다. 우선 또래 아이들에 비해 키가 유난히 빨리 자라고 있었다. 처음 내원했을 때 이미 그맘때 아이들보다 머리 하나 정도가 더 커 보일 만큼 키가 컸었다. 검진 결과 역시 체중 34.8kg으로 BMI가 표준 성장도표상의 성별 및 연령 기준 95백분위수 이상에 속하여 비만으로 진단되었다. 언니가 현재 초경지연치료를 받고 있는 만큼 유전적 소인과 생활습관의 문제도 무시할 수 없었다.

정윤이의 치료에 대해 만족도가 컸던 엄마는 서윤이도 하루 빨리 비만 치료부터 시작해서 미구에 닥쳐올지도 모르는 성조숙증을 대비하고 싶어 했다. 사실 서윤이처럼 비만과 유전적 소인 등으로 인해 성조숙증 발생의 위험성이 높은 아이들은 성조숙증의 증상이 확실히 발현되기 전에 미리 예방해주는 것이 좋다.

상담결과 서윤이의 비만은 체질적 원인과 함께 평소 식습관의 문제가 있었다. 기본적으로 서윤이는 식사 때마다 밥을 2공기씩 먹고 있어 탄수화물을 과도하게 섭취하는 편이었다. 식사 외에도 간식을 좋아해 과자와 케이크, 오렌지 쥬스나 이온음료 등을 수시로 먹었다. 엄마는 서윤이가 막내이다 보니 유명하다는 케이크 맛집들이나 디저트 전문점을 찾아다니며 달콤하고 맛있는 간식을 많이 사주었다. 서윤이의 비만을 치료하기 위해서는 우선 당분 과잉의 잘못된 식습관을 교정할 필요가 있었다.

성조숙증 진단 시의 식습관 개선 치료

성조숙증 치료 시 한약 치료만큼 중요한 것이 바로 식습관 개선
이다. 아이들은 먹는 음식과 섭취하는 영양분에 의해 성조숙증의
주요 원인으로 꼽히는 비만이 되기도 하고 성호르몬의 분비가 늘어
날 수도 있다. 사례로 든 서윤이가 바로 그러한 경우였다. 이런 이
야기를 들으면 성조숙증으로 진단 받거나 성조숙증이 염려되는 아
이의 엄마들은 고민이 깊어진다. 도대체 아이에게 어떤 음식을 먹
여야 하는 걸까.

그런 엄마들을 위해 우리 병원에서 치료받는 어린이들에게 상담
시 권하는 성조숙증 치료에 도움이 되는 음식과 피해야 할 음식 리
스트를 적어보기로 한다. 성조숙증 없는 우리 아이의 바른 성장을
위해 오늘부터 적극 식단에 반영해보자. 각 음식들이 어떤 이유로
성조숙증 예방과 치료에 도움을 주는지, 왜 피해야 하는지에 대해
서는 세 번째 장인 Part III에 상세히 부연되어 있다.

리스트에 따라 식단을 작성할 때 한 가지 명심해야 할 점이 있
다. 성조숙증을 피하는 데만 초점을 맞춘 식단은 잘못하면 영양소
를 고루 섭취하지 못하게 만들어 아이의 성장과 건강에 문제가 생
길 수 있다. 성조숙증에 도움이 되면서 동시에 기초 5군 영양소가
모두 반영된 식단을 짤 수 있도록 신경을 쓰도록 한다.

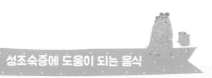

곡식류	현미, 보리, 율무, 메밀, 귀리, 잡곡밥(갑자기 잡곡을 많이 섞어 주면 소화하기 힘들 수 있고 아이의 입맛에도 맞지 않을 수 있으므로 처음에는 쌀과 잡곡의 비율을 8:2부터 시작해서 5:5까지 차츰 늘린다.)
녹황색 채소류	고구마, 마, 강황, 호박, 토마토, 당근, 시금치, 브로콜리 등
과일류	귤, 바나나, 사과, 배, 수박, 참외 등 제철 과일
해조류	미역, 다시마, 파래, 김 등
뼈째 먹는 생선	멸치, 뱅어포 등(살짝 구워서 간식으로 활용하는 것도 좋다.)
기름기를 제거한 붉은 색 살코기	찜, 구이 위주로 조리하고 되도록 항생제로 키우지 않은 유기농 제품을 권장한다. 고기 위주의 식단에서는 탄수화물 섭취를 최소화하고 고기와 채소만을 먹는 게 좋다.
차 종류	보리차, 메밀차, 율무차, 국화차, 박하차, 귤피차 등(연하게 끓여서 물처럼 마시게 해준다.)

기름진 음식	튀김류, 중국요리, 고기의 지방 부위, 설렁탕, 사골 곰국 등
인스턴트 음식과 패스트푸드	라면, 햄버거, 피자, 소시지 등
청량음료	콜라, 사이다 등의 탄산음료, 어린이 음료 등
색소나 향 등 첨가물이 많은 음식	과자, 사탕, 아이스크림, 초콜릿 등
갑각류	새우, 꽃게, 바닷가재 등
연체류	오징어, 문어, 낙지 등
조개류	바지락, 홍합, 꼬막 등

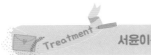

　　서윤이는 3개월의 탕약 처방과 식습관 개선 치료를 통해 총 콜레스테롤 수치가 감소되었다. 그로 인해 조기 여성호르몬 분비 확률도 현저히 낮아졌다. 비만 등의 사전 징후와 유전적 소인으로 성조숙증이 발생할 가능성이 다분했으나, 제때 치료를 시작한 덕에 발생 위험성이 제거된 것이다. 아직 이른 나이이고 2차 성징 등 성조숙증 증상이 시작되지 않은 상황에서 발생 가능성을 미리 차단하는 치료를 진행했기 때문에 길지 않은 기간의 치료만으로도 좋은 결과를 얻을 수 있었다.

　　만약 아직 이르다 싶은 마음에 서윤이의 비만과 또래보다 빠른 키 성장 징후를 그대로 방치하여 성조숙증이 발생했다면 아마 치료 기간은 그보다 몇 배 더 길어졌을 것이다. 그만큼 고생은 고생대로 심했을 것이다. 최적의 치료 시점을 놓치지 않는 빠른 결단은 아이와 부모를 몇 년이 걸릴지 모르는 성조숙증 치료의 고통에서 벗어나게 해준다. 서윤이는 성조숙증 치료의 골든타임을 잡은 좋은 예라고 할 수 있다.

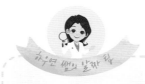

하우연 성조숙증 Solution
〈3 · 3 · 7 성조숙증 프로그램〉

3·3·7 성조숙증 프로그램은 하우연 한의원 고유의 성조숙증 치료 프로그램을 말한다. 성조숙증 치료는 골든타임을 놓치지 않는다면 치료 기간이 단축되기도 하지만, 경우에 따라 장기간의 치료가 필요할 수도 있다. 아이가 거부감을 갖거나 부담을 느끼지 않는 편안한 치료가 필수적인 이유이다. 하우연에서는 치료의 합리성과 효율성을 높여 과잉 치료의 여지를 없애고 아이의 몸에 무리를 주지 않아 치료 시 편안한 느낌을 주는 성조숙증 치료 프로그램을 운영 중이다. 하우연의 성조숙증 치료 과정은 3·3·7이라는 숫자로 요약할 수 있다. 이는 마치 응원할 때 쓰이는 3·3·7 박수를 연상케 하기 때문에 아이들이 응원의 박수 소리처럼 신나는 치료를 통해 성조숙증을 씩씩하게 이겨낼 수 있는 용기를 북돋아주고 싶다는 취지로 지은 이름이다. 3·3·7 치료란 어떤 것일까.

● 첫 번째 3의 의미는? 3개월에 3가지 효과

하우연의 성조숙증 치료는 3개월 과정으로 진행된다. 3개월 동안의 성조숙증 치료를 통해 아이의 건강과 체중을 관리하고 키 성장을 이루는 1석 3조의 3가지 효과를 얻을 수 있다.

● 두 번째 3의 의미는? 3가지 치료법으로 3주간 집중 치료

하우연의 성조숙증 치료는 3가지 집중 치료로 이루어진다. 첫 번째는 한약 치료, 두 번째는 1:1 맞춤 식습관 치료, 세 번째는 바른 생활 습관 치료이다. 이러한 세 가지 치료가 시종일관 변함없이 이루어지는 것이 아니라 3주간의 집중 치료 후 휴식 기간을 갖고 다시 3주간의 집중 치료 후 휴식이 이어지는 방식으로 3개월간 진행된다.

● 마지막 7의 의미는? 7일간 쉬어가기

몸이 쉴 틈을 주지 않고 강행군처럼 이어지는 치료는 자칫 과잉 치료가 될 수 있다. 치료를 받는 아이도 심리적 부담을 느끼게 될 우려가 있다. 몸과 마음이 편안해야 탕약과 치료도 제대로 된 효과를 발휘하는 법이다. 그런 의미에서 아이가 심신에 무리 없이 안정된 치료를 받을 수 있도록 3주간의 치료 후에는 7일의 휴식기를 주는 것이 하우연 성조숙증 치료의 특징이다.

성조숙증
어떻게 예방할까

성조숙증을 예방하기 위해서는 평소 성조숙증을 일으킨다고 알려져 있는 원인에 아이를 노출시키지 않도록 하는 것이 중요하다. 우선 성조숙증의 주요 원인으로 알려진 비만이 되는 걸 피해야 한다. 또한 일상 속에서 아이가 환경호르몬에 노출되는 위험을 막아야 한다. 비만이 되는 것을 막고 성장호르몬 분비를 촉진하기 위해 적절한 운동을 해야 하고 스트레스에 노출되는 것을 피해야 한다. 게임이나 선정적인 내용 등 지나치게 자극적인 콘텐츠로부터 아이들을 보호하는 것도 필요하다. 그리고 무엇보다 중요한 것은 평소 생활 습관 관리이다. 체내 음양의 균형을 잡으려면 제때 충분히 잠을 자야 한다. 기름진 음식을 피하고 첨가물이 들지 않은 신선한 재료로 만든 음식을 섭취해야 한다. 성조숙증 예방을 위해 평소 지켜야 할 몇 가지 생활 수칙을 요약해 적어본다.

성조숙증 예방 수칙

❶ 비만을 부르는 단짠맛을 피하자.

❷ 일상 속 환경 호르몬을 피하자.

❸ 성조숙증 예방을 위한 바른 식생활.

❹ 성조숙증을 불러일으키는 생활 습관을 교정한다.

❷ 비만을 막고 성장판을 자극하는 적절한 운동으로 성장을 돕는다.

❶ 비만을 부르는 단짠맛을 피하자

성조숙증을 예방하기 위해서는 비만이 되지 않게 하는 것이 중요하다. 그런데 과도한 나트륨 섭취가 소아비만과 연관성이 깊다는 사실을 아는 사람은 그리 많지 않을 것이다. 요즘 '단짠맛'이라는 독특한 맛이 유행 중이다. 단짠맛이란 단맛과 짠맛의 합성어이다. 본래 단맛은 짠맛을 곁들여주면 그 정도가 상승한다. 보다 자극적인 단맛을 찾던 아이들이 어느새 이러한 맛을 발견해낸 것이다. 나도 얼마 전 아이들과 뷔페에 갔다가 말로만 듣던 그 단짠맛을 직접 경험해 봤다. 옆에서 바라보니 아이들은 시원한 아이스크림에 달콤한 캐러멜 시럽을 얹은 후 짭조름한 소금을 그 위에 덧뿌렸다. 그게 무슨 조합인가 싶기도 했는데 일단 나도 아이들을 따라 그대로 만들어서 먹어보니 정말로 입맛을 자극하는 독특한 맛이었다. 은근히 중독성마저 있다. 어른인 내가 먹어도 끌리는데 아이들은 오죽할까. 주변 아이들 역시 대부분 캐러멜 시럽도 듬뿍, 소금도 넘치도록 올린 단짠 아이스크림을 먹고 있었다. 단짠맛이 유행은 유행인가 보다. 그러나 아이들의 그런 모습을 보고 한편으론 걱정도 됐다. 단짠맛처럼 맛에만 집중한 음식은 대부분 영양분이 부족할 가능성이 있다. 게다가 나트륨과 당의 조합이라니, 맛은 좋을지 몰라도 몸에는 절대 좋을 리가 없다.

당분을 많이 섭취할수록 살이 찐다는 것은 새삼 강조하지 않아도 누구나 납득하는 사실이다. 그러나 짠맛을 즐기면 쉽게 비만이 된다는 사실에 대해서는 아마 모르는 사람이 더 많을 것이다. 나트륨과 비만의 상관관계에 대한 2012년 보건복지부와 동국대 일산병원의 연구에 따르면 음식을 짜게 먹을수록 비만의 위험성이 더 높아지는 것으로 드러났다. 특히 청소년의 경우 짠 음식을 많이 먹는 아이가 덜 먹는 아이에 비해 비만이 될 확률이 더 컸다.

19세 이상 성인의 경우, 음식의 짠 정도를 5분위수로 나누었을 때 가장 짜게 먹는 상위 20%의 사람들은 가장 싱겁게 먹는 하위 20% 사람들에 비해 비만 위험도가 1.2배 상승하는 것으로 조사되

비만의 상대 위험도

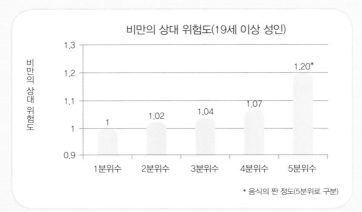

비만의 상대 위험도(19세 이상 성인)

비만의 상대 위험도

1.20*

1.07

1.04

1.02

1

1분위수 2분위수 3분위수 4분위수 5분위수

* 음식의 짠 정도(5분위로 구분)

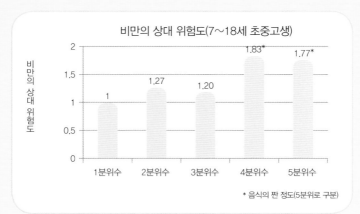

비만의 상대 위험도(7~18세 초중고생)

비만의 상대 위험도

1.83* 1.77*

1.27

1.20

1

1분위수 2분위수 3분위수 4분위수 5분위수

* 음식의 짠 정도(5분위로 구분)

자료 출처: 보건복지부

었다. 그러나 7세에서 18세까지 청소년의 경우는 나트륨 섭취가 가장 적은 하위 20%에 비해 나트륨을 가장 많이 섭취하는 상위 20%의 아이들이 비만이 될 위험도가 1.77배로 높아졌다.

음식을 짜게 먹을수록 비만 위험이 상승하는 이유는 무엇일까. 나트륨을 많이 섭취하면 지방 세포가 커지고, 식욕을 조절하는 인체 내의 기전이 무너지게 되는 등 여러 가지 요인 때문으로 알려져 있다. 또한 어릴 때부터 짠맛에 길들여지면 점차 짠맛에 대한 민감도가 떨어져 어지간한 양의 소금을 넣지 않으면 간이 맞지 않는 것으로 느껴질 수 있다. 실제 또 다른 연구에 의하면 BMI 25kg/m^2 이상인 비만 청소년의 경우 정상 체중인 아이에 비해 짠맛을 구별하는 감각이 무딘 것으로 나타났다.

올바른 단짠맛은?

짠맛은 비만 뿐 아니라 잘 알려진 것처럼 고혈압, 심장병을 부르고 칼슘 흡수를 방해하여 골다공증을 일으킨다. 위장점막을 약화시켜 암의 원인이 되기도 한다. 그러나 아이들의 맛에 대한 취향을 전혀 무시할 수는 없다. 같은 단맛과 짠맛이라고 해도 보다 올바른 방향을 제시해줄 필요가 있다. 그렇다면 바른 단맛과 바른 짠맛은 어떤 수준일까.

우선 바른 단맛에 대해 알아보자. 아이들의 경우 하루에 얼마만큼의 당분을 섭취하는 게 좋을까. 세계보건기구(WHO)가 정한 1일당 섭취 권고량은 하루 총 섭취 열량의 10%미만이다. 보통 6~11세 어린이의 경우 하루에 섭취해야 하는 열량이 남자는 1800Kcal이고 여자는 1600Kcal이다. 이를 기준으로 비율을 따져보면 하루에 섭취할 수 있는 당은 각각 45Kcal, 40Kcal에 해당된다.

이 정도 분량이면 자연 식품 속 탄수화물에 들어있는 포도당, 과당, 유당, 맥아당 등 여러 종류의 당분만으로도 충분히 섭취가 가능하다. 따로 설탕을 먹지 않아도 되는 것이다. 그러나 아이들이 즐겨 마시는 음료수 속에 첨가된 당의 높은 함량을 감안한다면 우리 아이들이 하루에 섭취하는 당의 양은 충분하다 못해 넘치고 있다. 아이들이 좋아한다는 이유로 음료수를 수시로 먹도록 내버려둘 수는 없는 노릇이다. 맛의 유혹에 약한 아이들을 살펴줄 사람은 엄마뿐이다. 냉장고에 간식과 음료수를 사서 채워 넣기 전에 라벨에 쓰인 첨가물과 구성 성분을 확인해 보아야 한다. 만약 '액상과당'이라고 표기된 음료나 음식이 있다면 우선은 피하고 볼 일이다. 인공으로 합성된 고농도의 당분보다는 되도록 자연 식품 속에 들어있는 천연의 당분을 섭취할 수 있게 해주자.

올바른 짠맛은 어떤 맛일까. 나트륨의 경우 단순하게 성인과 아동이라는 두 가지 기준으로 구분하여 하루 섭취량을 나눈다면 의도하지 않게 아이들이 염분을 과잉 섭취할 수 있어 주의가 필요하다. 아동기는 성장속도가 빨라 각 연령마다 체중 등의 차이가 크게 벌어지기 때문이다. 특히 성장이 빠른 유아기에는 연령별 나트륨 섭취량을 꼼꼼하게 체크해야 한다. 6~11세 남녀 어린이의 경우라면 대략 하루 1.2g~1.3g 정도의 아주 적은 양의 나트륨 섭취만으로도 충분한 양이다. 보통 가정에서 사용하는 소금 용기를 보면 그램 수가 표시되어 있다. 그것으로 미루어 추정해보면 1g이 조금 넘는 양이란 게 얼마나 적은 양인지 감이 잡힐 것이다.

나트륨을 적게 섭취하는 구체적인 방법은 무엇이 있을까. 우리나라 사람들이 짠맛을 섭취하는 주된 공급원은 국물 요리로 알려져 있다. 집집마다 일주일에 한 두 번씩은 반드시 끓여먹는 된장찌개나 김치찌개를 떠올려 보자. 짠맛이 입맛은 돋우지만 그 재료가 되는 된장이나 김치 자체가 높은 농도의 소금물을 베이스로 만들어졌음을 상기해야 한다. 국 종류는 더욱 문제가 심각하다. 찌개보다는 비교적 간이 심심해서 괜찮을 거라 생각하기 쉽지만, 저 농도의 염분이라도 양을 많이 먹게 되면 섭취하는 나트륨의 총량이 많아진다는 게 함정이다. 유난히 국을 즐기는 우리의 식단이 소금의 과다 섭취를 부르는 것이다. 그러므로 국물 요리는 되도록이면 먹는 양을 반 이하로 줄이는 게 바람직하다.

젓갈이나 염장식품을 너무 자주 이용하는 것도 피해야 한다. 우리는 염분이 많이 들어간 간장게장이나 명란젓, 새우젓 같은 젓갈류를 밥도둑이라 부르며 유난히 즐기는 편이다. 톡 쏘는 갓김치며 깻잎장아찌, 한여름 오이지무침은 생각만 해도 입에 군침이 돈다. 그러나 가급적이면 이런 종류의 절임식품을 밥상 위에 올리는 횟수를 제한할 필요가 있다. 만약 짭짤한 반찬이 어쩔 수 없이 그날의 식단에 포함된다면 칼륨이 풍부한 채소나 과일을 곁들여 나트륨 배출을 돕는 것도 하나의 요령이다. 칼륨은 몸 안의 나트륨을 배출하는 역할을 하기 때문이다. 칼륨이 많이 든 채소 중 으뜸은 브로콜리이다. 그 외에 바나나, 양배추, 오렌지, 고구마, 시금치, 호박, 토마토, 버섯 등도 칼륨이 풍부한 식품이다. 채소나 과일 외에도 우유, 치즈, 돼지고기, 연어나 조개류도 칼륨을 많이 함유하고 있다.

소금을 적게 넣는 대신 후춧가루, 고춧가루, 생강, 마늘, 레몬즙 등의 향신료를 이용하여 감칠맛을 내면 상대적으로 짠맛을 찾지 않게 되어 소금섭취량을 줄일 수 있다.

나트륨 적정량을 섭취하고 싶다면 '나트륨 계산법'을 추천한다. 흔히들 나트륨이라고 하면 소금과 동일한 것이라 생각하기 쉽다. 그러나 보통 우리가 섭취하는 소금은 나트륨 40%와 칼륨 60%로 구성되어 있다. 나트륨과 소금을 동일시하는 이유는 주로 소금으로 나트륨을 섭취하기 때문이다. 요리를 할 때 나트륨 함량을 조절해 넣고 싶다면 나트륨 밀리그램(mg) 단위를 그램(g) 단위로 바꾼 후에 2.5를 곱해보면 명확한 양을 알 수 있다. 세계보건기구가 권장하는 성인 하루 섭취량인 2000mg의 나트륨을 예로 들면 2g×2.5=5g이 나온다. 즉 5g의 소금이라고 생각하면 된다. 숫자와 단위가 개입되니 어렵게 느껴질 수도 있지만 풀어서 생각해보면 이해하기 쉽다.

1g=1,000mg 이므로 소금 1g은 1000mg과 같다. 소금 속 나트륨 비율은 40%이므로 1g의 소금 안에는 400mg의 나트륨이 들어있다. 당연히 2,000mg의 나트륨을 얻으려면 소금 5g이 있어야 한다는 의미인 것이다. 이런 비례 관계를 계산하기 편리한 수식으로 만든 것이 바로 나트륨 계산법이다.

소아비만이 성조숙증의 한 원인이라는 것을 앞에서 여러 번 살펴보았다. 입맛에만 맞는 자극적인 먹거리나 서구화된 식습관에 어렸을 때부터 익숙해진 아이는 비만 이행률이 높아진다. 그런데 요즘 아이들 태반이 그런 취향이다. 국내 5~17세 아동 및 청소년 비만률을 살펴본 결과 전체 청소년의 26%이상이 비만에 속하는 것으로 나타났다. OECD 평균인 24.3%보다 높은 수치이다. 어릴 때 한 번 길들여진 입맛은 쉽사리 고쳐지지 않는다. 부모 마음이야 아이들이 잘 먹으면 좋고, 그래야 잘 큰다고 생각하기 쉽지만 그런 방심이 아이를 비만으로 이끌 수 있다. 아이가 건강하고 바르게 자라길 원한다면 어릴 때부터 적당한 양을 먹고 영양적으로도 균형 잡힌 음식을 먹는 습관을 키워주어야 한다. 그것이 성인비만으로 이어지지 않는 가장 좋은 방법이다.

❷ 일상 속 환경 호르몬을 피하자

우선 환경호르몬에 대해 엄마가 먼저 그 위험성을 알아두어야 한

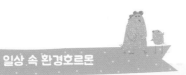

비스페놀 A	비스페놀A는 내분비계 교란, 돌연변이를 일으키고 아이들의 학습 인지 능력을 저하시킨다고 알려져 있다. 생수통, 아기 젖병 등 플라스틱 제품을 만드는 폴리카보네이트와 캔 용기, 병뚜껑 등 금속제품의 코팅과 접착 등에 이용되는 에폭시 수지의 원료 성분이다. 맛이 고소해서 아이들이 좋아하는 옥수수 통조림의 내용물을 검사한 결과 미량이 검출되었다는 보고가 있다. 핸드폰 액세서리, 접착제, 스티커, 열쇠고리 등 청소년들이 잘 쓰는 팬시용품에서도 검출 위험성이 있다.
프탈레이트	딱딱한 플라스틱을 부드럽게 만들어 주는 물질로 가구나 페인트, 염료, 살충제, 방충제, 바닥재 뿐만 아니라 샴푸, 화장품, 식품 포장재 등 우리생활 전반에 걸쳐 사용되고 있다. 이 물질은 DNA를 파괴하고 기형아 출산에 관여한다. 아이들의 IQ 저하와도 관련 있고 집중력과 기억력, 추리력 등을 떨어뜨리기도 한다고 알려져 있다.
DDT	농약이나 제초제, 말라리아와 티푸스 퇴치를 위한 살충제의 원료로 사용된다. 여성호르몬인 에스트로겐과 유사한 작용을 하여 내분비계를 교란하는 화학 물질이다.
다이옥신	태운 고기 등 동물성 지방이 탈 때나 플라스틱으로 만들어진 물건이 탈 때 발생하는 맹독성 화학물질. 쓰레기 소각장에서 많이 발생한다. 1급 발암 물질로 지정되어 있고, 생식기 계통에 이상을 주어 기형아를 출산하게 한다.

다. 어떤 유해 성분이 어느 일상용품에 들어있는지 구체적으로 인지하고 기억해 두자. 그래야 평소 일상생활 속에서 나도 모르게 유해 화학물질에 노출되지 않을 수 있다. 우리 생활 깊숙이 파고든 환경호르몬은 어떤 생활 용품에 들어있을까. 그림을 참고해 보자.

환경호르몬에 대해 알면 알수록 우리의 일상생활이 온통 환경호르몬 위험 물질로 가득 차 있다는 불안감이 든다. 그러나 막연한 불안감만 가지고는 우리 아이들을 환경호르몬의 위험으로부터 지킬 수 없다. 평소 주변을 꼼꼼히 살펴서 위험물질과 접촉하지 않도록 노력하는 방법이 최선이다. 환경호르몬은 손으로 만지거나 숨을 쉴 때 공기를 통해 인체에 들어오는 위험성보다 먹었을 때 섭취되는 위험성이 압도적으로 크다고 한다. 예를 들어 쓰레기 소각장에서 발생한 다이옥신은 공기 중을 떠돌다가 토양에 쌓이게 되고 그곳에서 자라는 농작물에 고스란히 흡수된다. 오염된 채소는 다이옥신을 지닌 채 사람의 몸 안으로 들어온다. 일단 몸 안에 들어온 다이옥신이 위험한 이유는 그 특성 때문이다. 다이옥신은 물에 잘 녹지 않고 지방에 잘 녹는 성질이 있다. 수용성인 소변 등으로 배출되지 않고 몸 속 지방과 결합하여 체내에 쌓이게 되는 것이다. 그런 만큼 환경호르몬이 체내에 들어오지 않게 막는 게 우선이다.

일상생활에서 환경호르몬의 섭취를 최소한으로 제한하고, 성조숙증을 예방하기 위해 꼭 지켜야 할 일들은 무엇이 있을까.

- 컵라면 등 일회용 스티로폼 용기에 들어있는 인스턴트식품을 먹이지 않는다.
- 플라스틱 병이나 캔보다는 도자기나 유리, 스테인리스 용기가 안전하다.
- 플라스틱 용기를 가열하거나 렌지에 넣는 것은 피한다.
- 식품첨가물이 다량 들어있는 가공식품을 조심하자.
- 가공식품 포장 재료에도 환경 호르몬이 들어있음을 명심하자.
- 음식물 보관 시 랩 사용을 줄이자.
- 음식물에 랩을 씌운 채로 전자레인지에 데우지 말자.
- 플라스틱으로 만든 장난감이 아이 입으로 들어가면 환경호르몬이 흡수된다.
- 야채 삶은 후나 튀김을 만든 직후 플라스틱 바구니에 바로 건져놓지 않기.
- 로션 바른 손으로 영수증 잡지 않기.
- 새 벽지, 새 장판, 새 가구에서 묻어나는 유해 성분에도 경각심을 갖는다.
- 로션, 샴푸, 치약, 비누, 소독용 세제 등 일상용품은 반드시 유해성분 확인 후 사용.
- 가능하면 환경친화용품을 사용한다.
- 채소나 과일은 흐르는 물에 잘 씻어 농약을 제거한 뒤 섭취한다.

❸ 성조숙증 예방을 위한 바른 식생활

성조숙증 지연과 예방을 위해 피해야 할 성분들
성조숙증을 일으키는 음식

식습관과 평소 생활환경은 성조숙증의 주된 원인으로 꼽힌다. 매스컴 등을 통해 이런 사실들이 알려지면 엄마들은 우선 먹는 재료부터 단속하게 된다. 성조숙증을 일으킨다고 알려진 식품은 무엇이 있을까. 성조숙증을 유발한다고 의심을 받는 대표적 식품으로는 콩과 콩을 이용한 식품인 두부, 두유 등과 육류, 초유를 들 수 있다.

그중 특히 초유의 경우는 여러 나라에서 국가적 차원의 엄격한 관리를 받고 있다. 미국, 유럽, 일본 등 선진국에서는 신생아용 분유에 초유 성분을 첨가하지 않도록 제한하고 있다. 호주와 뉴질랜드도 6개월 미만의 영유아에게 초유를 먹이지 못하게 하고 있으며 초유 급식을 일절 금하고 있다. 일본과 프랑스의 경우는 초유가 들어간 분유를 마트가 아닌 약국에서 판매한다. 초유 분유를 일반 식품으로 분류하지 않고 특정 의료 목적에 쓰이는 것으로 규정하고 있다는 반증이다. 중국 역시 초유를 장기간 섭취한 영유아의 건강에 대해 과학적 근거가 부족하다는 이유를 들어 초유 분유 생산을 법적으로 금지했다. 젖소의 초유가 신생아의 면역 체계를 강화시켜주는 기능을 하지만, 칼슘과 카제인의 함량이 높아 아직 완성되지 않은 영유아의 위장관과 신장에 부담을 줄 수 있다는 것이 그들의 공식 입장이다. 소의 초유는 일반 우유에 비해 성호르몬의 일종인 에스트로겐 함량이 많아 장기적으로 섭취했을 경우 성조숙증을 유발할 수 있다는 의견도 제시했다.

소의 초유를 넣은 분유가 만들어진 이유는 신생아의 면역력 증강에 도움이 된다는 설이 있기 때문이다. 아기들이 먹는 엄마의 초유는 면역 글로부린 성분이 있어 면역력 향상에 도움이 된다. 또한 위벽을 튼튼하게 해주고 장내 소화를 돕는 기능을 한다. 소의 초유도 마찬가지이다. 갓 태어난 송아지에게 필요한 면역 글로부린 성분이 많이 들어있다. 그런 이야기를 들으면 직장이 있다든지 건강상의 이유로 인해 초유를 먹이지 못하는 엄마들은 귀가 솔깃해지기 마련이다. 기왕이면 일반 분유보다 젖소의 초유가 들어간 우유를 아기에게 먹여 초유 성분을 보충해주고 싶을 것이다. 그런 필요를 간파하여 만들어진 것이 초유 분유이다.

그러나 분유를 만드는 과정에서 초유의 면역 성분이 변성할 가능성, 초유를 내는 젖소의 항생제 투여 문제, 소의 초유 성분이 오히려 일부 아기에게는 알레르기 반응을 일으킬 우려가 있다는 점 등에서 초유 분유의 실제 효과에 대해 부정적인 시각도 있다. 국내에서는 최근 식품의약품안전처에서 각 분유 제조업체에 초유 분유의 유용성을 이유로 비싸게 판매하는 것을 자제하라는 권고안을 내렸다.

말 많고 탈 많은 소의 초유를 먹어야 하는지 먹지 말아야 하는지에 대해 정리해보자면, 소의 초유가 함유된 제품은 그것이 꼭 필요한 아이에게는 시기나 증상에 따라 섭취해야 하는 보조적 처방으로 사용되어야 할 것이다. 단순히 건강을 증진시키기 위한 장기 복용은 영유아와 성장기 아이들의 경우 조심스럽게 접근하는 게 좋다.

콩 속에 들어있는 이소플라본 역시 초유만큼이나 논란이 되는 성분이다. 콩의 경우 여성호르몬인 에스트로겐과 비슷한 구조인 이소플라본이 함유되어있다. 이소플라본은 콩 단백질의 하나로 몸 안에서 에스트로겐 수용체와 결합하여 에스트로겐과 유사한 작용을 하는 것으로 알려져 있다. 여성호르몬 분비가 급격히 저하되어 여러 가지 장애 증상이 생기는 갱년기 여성에게 콩 속의 이소플라본은 상당히 유용한 물질이다. 갱년기 질환 치료제로 쓰이는 인위적인 에스트로겐 투여가 유방암 등의 부작용을 가져오는 반면, 이소플라본은 그러한 부작용 없이 갱년기 질환을 완화시켜준다.

갱년기 여성에게는 여성호르몬 부족을 대체하는 좋은 성분이지만, 같은 성분이 아이들에게는 성조숙증을 불러일으킨다는 의심을 받는 것이다. 일부 병원에서는 콩과 육류처럼 에스트로겐이 들어있는 음식을 자제하라는 입장도 있는 게 사실이다. 그러나 콩과 육류 등이 성조숙증을 일으킨다는 과학적 근거는 아직 확실하게 밝혀진 게 없다.

콩이나 두유, 두부 등 콩을 이용한 식품은 식물성 단백질 중 질 좋은 단백질로 꼽힌다. 또한 아이들의 몸이 성장하기 위해서는 동물성 단백질인 육류를 반드시 섭취해주어야 한다. 오히려 음식을 가려 먹어 발생하는 영양 불균형과 편식이 아이들의 성장과 건강에 더 나쁜 영향을 미칠 수 있으므로 되도록 음식은 골고루 먹는 것이 좋다.

어떤 음식이 성조숙증을 불러일으키는가에 신경을 기울이기보다는 그러한 음식을 과다하게 섭취하여 비만이 되는 일을 막는 것이 더 현명할 수 있다. 비만한 어린이에게 성조숙증이 나타날 가능성이 훨씬 높기 때문이다. 그러나 우리가 좀 더 경계의 눈빛을 보내야 할 식품들은 따로 있다.

카페인과 아스파탐이 들어간 음료수

미국의 임상영양학 잡지에 실린 국립 심장, 폐 및 혈액연구소(The National Heart, Lung, and Blood Institute)의 최근 연구에 따르면 10년간 1988명의 미국 소녀들을 추적 조사한 결과, 아스파탐으로 당도를 높인 음료수와 카페인이 함유된 음료를 많이 마신 여자아이들은 사춘기가 빨라질 가능성이 높다고 한다.

아스파탐은 포유동물의 젖이나 콩 종류의 새싹에 들어있는 페닐알라닌과, 역시 싹 튼 콩 등에 많이 함유된 아스파르트산이라는 두 가지 아미노산을 합성해 만든 인공감미료이다. 인공감미료 중에서는 설탕과 식감이 가장 비슷하면서 설탕보다 200배의 단맛을 지녔다. 상대적으로 설탕을 쓸 때보다 칼로리는 훨씬 적다는 장점이 있어 다이어트용 식품 첨가물로 애용되며 아이스크림, 청량음료, 탄산음료, 곡류 가공품, 주류 등 다양한 식품에 쓰인다.

혈액을 통해 뇌로 들어가 일종의 신경전달물질 역할을 함으로써 뇌세포를 과하게 자극하여 여러 가지 부작용을 일으킬 수 있다는 설이 있는 등, 숱한 논란이 있긴 하지만 이의 사용을 승인한 미국 FDA에서는 적당량의 사용은 인체에 안전하다는 입장을 견지하고 있다.

국립 심장, 폐 및 혈액연구소의 연구 결과 외에도 일부 의사들 사이에서는 아스파탐과 카페인이 공통적으로 뇌세포를 흥분시키는 작용을 하기 때문에 두 가지가 한꺼번에 함유된 음료수의 경우, 일종의 상승작용을 일으켜서 뇌세포를 파괴한다는 의견도 있다.

위의 연구결과에도 불구하고 카페인과 아스파탐이 성조숙증을 불러일으킨다는 사실이 과학적 정설로 증명된 것은 아니다. 그러나 어느 정도 공신력 있는 국립 연구소에서 10년이라는 장기간의 연구 결과, 카페인과 아스파탐을 많이 섭취한 소녀들의 사춘기가 빨라졌다는 결과는 아이를 키우는 부모라면 유의해서 참고해 보아야 할 사항이 아닌가 싶다.

성조숙증 예방에 좋은 음식들

동양의학에서는 예로부터 의식동원(醫食同源)의 사상이 있었다. 평소의 음식 섭생을 잘하면 그것이 병을 예방하는 약이 된다는 이야기로 이해할 수 있을 것이다. 성조숙증 역시 마찬가지이다. 성조숙증은 잘못된 생활 습관과 섭생 등이 불러일으키는 증세인 만큼, 생활 습관 교정과 함께 성조숙증 예방에 도움이 되는 음식을 섭취한다면 충분히 예방할 수 있다.

성조숙증 예방에 어떤 음식이 효과가 있을지 알아보기 위해서는 우선 성조숙증의 원인을 알아야 할 것이다. 성조숙증을 불러일으킨다고 알려진 요인들을 제거한다면 성조숙증을 어느 정도는 막을 수 있을 것이기 때문이다. 앞에서 알아본 바와 같이 성조숙증의 주요 원인이 비만이라는 점은 어느 정도 정설화 되고 있는 상황이다. 그런 만큼, 비만을 막아주는 음식들은 대체적으로 성조숙증 예방에도 효능이 있다.

또한 각종 병인병기들로 인해 체내 한열의 균형이 깨지거나, 스트레스로 인한 울화, 몸 속 진액의 순환이 제대로 이루어지지 못해 생기는 담으로 인한 열 등을 다스리는 식품들은 체질 개선을 통해 성조숙증을 예방하는 효과가 있다. 몸속에서 내분비계 교란을 일으키는 각종 화학물질과 중금속들을 흡착하여 배출시키는 효능이 있거나, 장에 나쁜 독소 등을 없애주는 등 예로부터 염증을 제거하고 해독 작용을 하는 것으로 알려진 식품들도 성조숙증 예방에 도움을 준다.

그런 기준에 의해 성조숙증을 예방하는 음식 혹은 재료를 고르는 원칙을 정리해보면 다음과 같다.

- 과도한 탄수화물 섭취를 막기 위해 칼로리는 낮고 포만감은 높은 재료를 고른다.
- 비타민과 무기질이 풍부한 채소류를 식탁 위에 반드시 곁들인다.
- 고기는 기름기를 뺀 살코기 위주로 먹는다.
- 설탕과 나트륨은 되도록 적게, 칼륨이 풍부한 식품도 잊지 않는다.
- 청량음료와 패스트푸드, 가공식품은 금물. 간식은 직접 만들어준다.
- 항염과 항산화 작용, 해독작용을 하고 체내 열을 내려주는 식품을 고른다.
- 식이섬유소가 많이 들어있어 환경호르몬과 중금속을 흡착하여 배출하는 효능을 지닌 채소류, 도정이 덜 된 곡식류, 해초 등을 식단에 적극 활용한다.

이런 원칙들에 부합되는 식품들의 예로는 다시마, 현미, 귀리, 무, 고등어, 닭 가슴살, 사과, 고구마, 파프리카, 코코넛 오일, 숙주나물 등을 들 수 있다. 의외로 우리 주변에서 흔히 구할 수 있는 그리 특별하지 않은 식재료들이다. 각각의 식품들에 대한 자세한 효능 설명과 그런 재료들을 이용한 요리 레시피는 이 책의 후반부인 Part Ⅲ에 실려 있다.

비타민D

과학적 연구에 의해 성조숙증을 예방한다고 밝혀진 식품에는 무엇이 있을까. 성조숙증 자체가 비교적 최근에 이슈가 된 사항이니 아직까지 과학적으로 확실히 증명된 것은 많지 않다. 다만 현재까지의 과학적 연구 결과 중 눈에 띄는 것이 한 가지 있다. 비타민D에 관한 내용이다.

미시건 주립대의 공중보건대학에서 수행한 한 연구에 따르면 5세에서 12세 사이의 여자아이들 중 비타민 D 섭취가 부족한 아이들은 비타민 섭취량이 충분한 아이들에 비해 빠른 사춘기를 맞을 가능성이 두 배 더 높다는 결과가 나왔다. 그러나 남자아이들의 빠른 사춘기와 비타민 D 부족 사이에 명확하게 드러난 연관성은 없다.

비타민 D가 부족한 아이들이 자기 나이인 역연령보다 뼈 나이가 더 많은 것으로 알려진 국내 연구도 있다. 을지병원 소아청소년과의 한 연구팀이 우리나라 초등학생과 중학생들을 대상으로 연구한 바에 따르면 비타민 D가 부족한 아이들은 실제 나이보다 뼈 나이가 1.24세 더 많은 것으로 드러났다. 반면 비타민 D 섭취가 충분한 아이들은 자기 나이보다 오히려 0.18세가 적었다.

지금까지 살펴본 대로 뼈 나이가 많다는 것은 성조숙증이나 빠른 사춘기의 중요한 지표 중 하나이다. 다른 또래 아이보다 빠른 뼈 성장이 일어나 키 성장 속도가 빨라진 후 2차 성징이 나타나는 성조숙증의 진행과정을 상기해보자. 빠른 뼈 성장은 골연령을 높이고, 골연령이 역연령보다 높아지면 그만큼 성장판이 빨리 닫혀 최종 키가 작아질 우려가 있는 것이다.

비타민 D는 칼슘의 흡수를 도와주어 뼈를 튼튼하게 해주고 인체의 면역력을 길러주며 암의 치유에도 도움을 준다. 뇌 건강에도 관여하여 우울증과 치매를 예방해주기도 한다. 예로 든 두 개의 연구결과와 영양학적 관점에서 살펴볼 때, 비타민 D가 성조숙증 예방과 아이들의 키 성장에 몹시 중요한 인자인 것은 확실하다. 그러나 우리나라 청소년의 대부분은 비타민 D가 부족한 상태로 조사되었다.

그러한 부족 현상은 비타민 D의 합성과정과 관계가 있다. 비타민 D는 식품에도 들어있지만 우리 몸에서도 합성이 된다. 햇빛을 받으면 우리 피부 세포에 있던 콜레스테롤 전구체가 비타민 D로 변화하게 된다. 피부에서 생성된 비타민 D는 혈액을 타고 간으로 이동한 후 필요한 곳에 쓰여 진다. 그러나 우리 아이들은 학교에서 수업을 받느라 하루 종일 햇빛을 쬘 시간이 별로 없다. 유리창을 통해 들어오는 햇빛이 있다 해도 정작 비타민 D 생성에는 도움이 되지 않는다. 비타민 D 합성에 필요한 자외선 중 파장이 짧은 UV−B는 유리창을 통과하지 못한다. 그런 이유로 비타민 D의 합성을 위해서는 반드시 바깥에 나가 하루 약 15분 정도는 햇빛을 직접 받는 것이 좋다.

또한 비타민 D가 많이 들어있는 식품을 적극적으로 식단에 활용해야 한다. 비타민 D는 연어, 참치 등 기름진 생선에 많이 들어있다. 두유, 달걀, 버터, 치즈, 간, 표고버섯 등도 비타민 D를 함유하고 있다. 식품의 형태로 몸에 필요한 만큼을 얻기 위해서는 생각보다 많은 양을 섭취해야 하므로 필요에 따라서는 비타민 D 보충제를 이용하는 것도 괜찮은 방법이다.

하지만 무엇이든 과하면 독이 되는 법이다. 비타민 D는 지용성 비타민이다. 과잉 섭취될 경우 소변으로 빠져나가는 수용성 비타민과 달리 지용성 비타민은 몸 안 지방 조직에 쌓인다. 지나치게 많이 섭취하면 독성으로 작용할 수도 있다. 반드시 하루 적정량을 지켜 섭취시키도록 한다. 자외선 역시 과도하게 쬐면 피부암 등의 우려가 있으므로 주의를 기울여야 한다.

❹ 성조숙증을 불러일으키는 생활 습관을 교정한다

성조숙증은 잘못된 생활 습관에서 오는 경우가 대부분이다. 성조숙증을 예방하기 위해서는 몸의 항상성과 호르몬 균형 등을 깰 수 있는 불규칙한 생활을 삼가고 바른 식생활과 적당한 수면, 적절한 운동 등으로 바른 생활 습관을 유지할 필요가 있다. 올바른 생활 관리 방법을 상세히 알아보자.

칼로리가 높은 인스턴트식품을 피하자

라면 등의 인스턴트식품들과 패스트푸드, 음료수 등은 몸에 해로운 온갖 첨가물이 들어있다. 대부분 칼로리가 지나치게 높기도 한다. 그러나 이런 식품들은 아이들의 입맛을 자극하기 때문에 마치 아이들의 전유물인 것처럼 인식되어 있다. 부모들 역시 아이가 그러한 식품들을 간식으로 찾을 때, '아이가 좋아하는데 그쯤이야.'하고 무심히 넘어가는 수가 많다. 하지만 그러한 방심이 아이의 성장을 방해하는 성조숙증을 불러일으킨다.

취침은 밤 10시 전에 하는 것이 좋다

미국 수면의학 아카데미에서는 13세~18세 청소년들의 하루 적정 수면 시간을 8~10시간 정도라고 발표했다. 그러나 요즘 우리 아이들은 밤 10시가 넘어도 잠을 잘 수가 없다. 하루 종일 학교와 학원 수업에 시달리다가 집에 오면 다시 숙제 하느라 정신이 없는 탓이다. 잠은 단순히 하루의 피로를 풀어내는 시간 이상의 의미가 있다. 잠이 들면 신체 내부에서는 깨어있는 동안은 하지 않는 다양한 생체 활동이 이루어진다. 그처럼 매일 늦은 시간에 잠들고 충분한 수면을 취하지 못할 경우, 피로가 누적되어 몸의 컨디션이 안 좋아질 뿐 아니라 생체 활동이 정상적으로 이루어지지 않아 성장을 방해하고 성조숙증을 유발할 가능성이 커진다.

아이들에게 있어 충분한 수면은 건강 유지와 성장에 반드시 필요한 조건이다. 어린이들의 성장과 뇌 발육에 중요한 역할을 하는 성장호르몬은 대부분 숙면을 취할 때 분비되기 때문이다. 성장호르몬이 가장 많이 분비되는 시간은 밤 10시에서 새벽 2시 사이이다. 아이들이 잠을 잘 때 나오는 성장 호르몬의 양은 무려 평소보다 3배 이상 많다. 또한 관절 부위에 위치한 성장판은 아이들이 활동을 하는 낮에는 몸의 무게를 지탱하느라 압력을 받아 눌려있는 상태이다. 그러나 밤에 잠을 잘 때는 압박이 풀어지면서 키 성장이 잘 이루어질 수 있게 느슨해진다. 수면 시간이 부족해지면 성장호르몬이 충분히 분비되지 못하고 성장판도 이완되지 못하니 당연히 키 성장에 좋지 않은 영향을 미치게 된다.

수면과 뇌기능간의 상관관계를 조사한 한 연구결과에 따르면 잠이 부족한 불면증 환자나 수면 부족에 시달리는 사람의 경우, 기억력, 작동기억, 집중력 등에서 정상적인 수면을 취한 사람에 비해 활동성이 떨어지는 것으로 나타났다. 수면 부족은 우울증의 위험성을 높여 기분을 좋지 않게 하고 의욕을 저하시키며 인체반응속도를 느리게 만들기도 한다. 아이들이 수면 부족이 되는 주요 원인이 공부이지만 그로 인해 집중력이 떨어져 오히려 학업성취도가 낮아지는 결과를 가져온다. 잠의 부족으로 인해 성장기 아이들에게 가장 중요한 두 마리 토끼인 '성장'과 '학업'을 둘 다 놓치게 될 우려가 있는 것이다.

수면 부족이 계속되면 면역력도 떨어진다. 잠을 못 자면 교감신경이 활성화되고 과립성 백혈구의 리듬이 깨지게 된다. 그런 상태가 되면 우리 몸은 스트레스를 받을 때와 유사한 반응을 나타낸다. 바이러스 및 세균에 저항하는 백혈구와 림프구의 활동성이 낮아지게 되면서 면역력이 떨어지는 것이다.

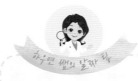

닥터 하우가 제안하는
건강하고 바른 수면 습관

● 성장호르몬의 원활한 분비를 위해 밤 10시 이전에는 꼭 잠자리에 든다.

● 적정 수면시간은 소아발육기 12시간, 10세 이상 8~10시간 정도이다.

● 방안은 어둡게 하고 최적의 온도와 습도를 유지하여 아이가 숙면을 취할 수 있는 환경을 만들어준다.

● 잠들기 전 다량의 수분 섭취는 야뇨를 부른다. 잠자리에 들기 1시간 전부터 수분섭취를 줄이고 목이 마르면 한 두 모금으로 입을 축여준다. 또한 잠들기 전에 화장실에 다녀오는 습관을 기르도록 한다.

● 수면 전의 음식섭취는 숙면에 방해가 되고 소화기능을 떨어뜨린다. 잠들기 2시간 전부터는 음식물을 먹지 않게 한다.

● 높은 베개는 목을 긴장시켜 뇌에 산소가 공급되는 것을 방해한다. 낮은 베개가 좋다.

● 부드럽고 편안한 옷을 입고 자게 한다.

● 손과 발을 따뜻하게 해주자. 발이 차가우면 깊은 잠을 잘 수 없다.

● 스마트폰 사용은 뇌세포를 깨워 숙면을 취할 수 없으니 자기 전 사용을 자제한다.

부족한 수면시간은 성조숙증을 유발하는 중요한 원인이기도 하다. 수면 부족이 원인이 되어 깊은 잠을 취하지 못하는 상황이 지속되면 생체활동의 균형과 리듬이 깨지고, 다양한 호르몬 분비에도 문제가 생겨 성조숙증으로 이어질 수 있다. 공부도 중요하지만 그보다 더 중요한 아이의 건강하고 바른 성장을 위하여 아이가 숙면을 취할 수 있도록 도와주어야 한다. 성장과 성조숙증 예방에 도움을 줄 수 있는 바른 수면 습관을 위해 그림 속의 내용을 실천하게 해보자.

❺ 비만을 막고 성장판을 자극하는 적절한 운동으로 성장을 돕는다

성조숙증을 예방하기 위한 생활 습관 중 운동은 필수이다. 규칙적인 운동은 비만을 막아주고 아이의 성장을 돕는다.

닥터 하우의
성조숙증 Q&A

성조숙증에 대한 염려가 커서인지 항간에 잘못 알려진 사실들도 적지 않다. 필요 이상의 불안감이 오히려 아이와 엄마에게 스트레스를 주어 성조숙증을 악화시킨다는 시각도 있다. 알아둬야 할 사실은 정확히 알고 넘어가고, 잘못된 의혹은 속 시원히 풀어주는 닥터 하우의 성조숙증에 대한 오해와 진실. 성조숙증 치료를 하며 엄마들이 자주 물어온 질문과 그에 대한 답변을 문답 형태로 정리해 보았다.

아이가 성조숙증 같아 보이는데 너무 당황스러워서 어찌해야할지 모르겠어요. 부모로서 아이에게 무엇을 어떻게 해주어야 할까요?

 마냥 아기 같던 우리 아이가 또래보다 일찍 가슴 멍울이 잡히고 음모가 나기 시작하면 아이보다 오히려 부모님이 더 충격을 받는 경우가 많습니다. 그 결과 불안과 걱정에 시달리며 어떻게 대처해야 할지 몰라 우왕좌왕 하게 됩니다. 그러나 그런 부모의 모습에 당사자인 아이는 자신이 큰 병에라도 걸린 것처럼 불안해지고 잘못하면 마음을 다칠 수도 있습니다.

아이가 빠른 사춘기의 징후를 보이거나 성조숙증이 의심된다면 제일 먼저 아이의 마음을 다독거려줄 필요가 있습니다. 아이가 혹시나 나쁜 병에 걸린 건 아닌지, 나 때문에 엄마 아빠가 힘들어하는 건 아닌지 걱정하지 않도록 안심을 시킨 후 무엇 때문에 병원에 가야 하는지에 대해 차근차근 설명해 주세요. 그런 후 빠르고 정확한 검사와 전문적인 성조숙증 치료가 필요합니다.

 아이가 성조숙증 증상을 보이는데 병원에 데려가는 게 부담스러워 미루고 있습니다. 이제 학기 초라 한창 학교생활에 바빠서 여름방학이나 되면 시간을 낼까 하는데 괜찮을까요?

 성조숙증 치료에 있어 제일 중요한 것은 바로 '조기 진단'과 '때에 맞는 치료'입니다. 성조숙증 치료는 필요한 시기를 놓치게 되면 치료 효과가 매우 더디게 나타나고, 시기가 많이 늦어진다면 치료 효과를 보기 어려울 수도 있습니다. 학교생활도 중요하지만 아이의 건강하고 바른 성장은 평생을 좌우하는 일입니다. 성조숙증 증세가 의심된다면 하루라도 빨리 병원에서 검진을 받아보는 게 좋습니다.

 성조숙증 치료를 받으면 치료를 받는 동안 키가 잘 안 큰다던데 사실인가요?

 성조숙증 치료를 받는 도중에 키가 잘 크지 않을 우려가 있는 것은 성호르몬 억제 주사 치료의 경우입니다. 일단 주사 치료를 받게 되면 성호르몬 분비가 억제되기 때문에 2차 성징의 발현이 더 이상 진행을 멈추게 됩니다. 성호르몬 억제 주사 자체가 정상 속도보다 훨씬 빨리 진행되어 과속을 해버린 성장을 다소 지연시키는 의미가 있기 때문입니다. 그런 이유로 성장을 주관하는 성장호르몬의 분비도 억제되어 성장속도의 감소가 일어날 가능성이 생기는 것입니다. 치료 중 성장이 지체된 아이에게는 성호르몬 억제 주사 치료와 함께 성장호르몬 주사 치료를 병행하기도 합니다. 이 경우 키 성장이 다시 일어나 최종 키가 향상된다고 보고되어 있습니다. 그러나 부모와 아이의 입장에서 본다면 호르몬 치료의 부작용에 대한 우려와, 아이가 두 가지나 되는 호르몬 주사를 맞아야 하는 심리적 부담감의 소지가 있긴 합니다.

Q 아이가 이미 사춘기에 접어들었는데 성조숙증 치료가 가능한가요?

A 성조숙증 치료는 초기에 시작할수록 치료효과가 더 좋습니다. 가슴 멍울이 생기기 시작한지 얼마 되지 않았을 때, 그 외에 다른 2차 성징이 갓 나타나기 시작했을 때 성조숙증 치료를 시작하면 2차 성징 발현의 속도를 늦추고, 초경이 빨리 시작하는 것을 미리 막아줌으로써 아이가 제대로 성장할 수 있는 시간을 충분히 벌어줄 수 있기 때문입니다.

하지만 가슴 멍울이 생기기 시작한 지 한참 뒤에 발견했다거나, 이미 사춘기에 접어들었음을 알리는 여러 가지 증상들이 보이기 시작했다 해도 치료의 가능성이 있습니다. '우리 아이는 작년부터 가슴이 나오기 시작했으니 이젠 늦었겠지?', '우리 아이는 이미 만 9세가 넘었으니 성조숙증 치료를 받아도 소용없을 거야.'라는 부모님의 판단으로 아이의 성조숙증을 그냥 방치해 두어서는 안 됩니다.

물론 본격적인 증상이 나타나기 전에 치료를 시작하는 것에 비하면 치료효과가 적은 것은 사실입니다. 그러나 아이의 현재 증상과 상태에 맞는 치료를 받고 생활 습관 교정과 식습관 개선 등 의사와 부모, 아이가 모두 노력한다면 2차 성징이 가속화되는 것을 지연시키는 치료효과를 충분히 볼 수 있습니다. 지연치료는 아이가 클 수 있는 소중한 기간을 1년 혹은 단 몇 달이라도 벌어줄 수 있습니다. 그 시간은 아이가 몇cm라도 키가 더 클 수 있는 기회가 될 뿐 아니라 정서적으로도 성숙할 수 있는 시간을 확보해 주어 사춘기와 초경 등에 대해 거부감 없이 받아들일 수 있도록 도와준다는 점에서도 큰 의미가 있습니다.

성 호르몬 억제 주사 외에는 성조숙증을 치료하는 방법이 없나요?

호르몬 치료의 부작용에 대한 우려로 치료를 주저하는 부모와 아이들에게는 한의학적 치료가 대안이 될 수 있습니다. 성조숙증을 유발하는 불필요한 열을 제거해주고 아이 각각의 체질에 맞게 장부(오장육부의 줄임말)의 균형을 잡아주면 항진되었던 성호르몬 분비가 억제되고 급속히 진행되던 아이의 성장 속도를 정상적으로 맞출 수 있습니다. 참고로 우리 한의원에 내원하는 환자들을 살펴보면 성조숙증 치료를 위한 호르몬 주사를 맞으면서 한방 치료를 병행하는 경우도 적지 않습니다. 2차 성징을 지연하거나 억제시키는 치료만으로는 근본 원인의 해결이 어렵기 때문에 바른 성장이 이루어지지 않을 수 있습니다. 한의학에서의 성조숙증 치료는 증상을 인위적으로 늦추는 것이 아니라 성조숙증을 일으키는 체내의 비정상적 상태를 정상으로 돌려주고, 불균형한 것의 균형을 맞춰줌으로써 원인을 제거하는 방식입니다. 이렇게 함으로써 자연스레 성조숙증이 예방되거나 해소되고 키 성장까지 도와주게 되는 것입니다.

성조숙증에 걸리면 나중에 어른이 되어 불임이 될 수 있나요?

 성조숙증 환자의 80% 이상이 여자아이들인 탓에 성조숙증을 앓으면 후일 불임이 될 수 있다는 루머가 엄마들 사이에 널리 퍼져있습니다. 이는 성조숙증에 대한 필요 이상의 염려가 만들어낸 전형적인 오해 중 하나입니다. 만약 그것이 사실이라면 그러한 사례가 보고되어야 하지만 전 세계적으로 불임이 성조숙증과 연관되어있다고 밝혀진 바는 없습니다.

 두유의 이소플라본이 여성호르몬 비슷한 작용을 해서 성조숙증을 부른다는데 사실인가요?

 두유의 이소플라본이 여성호르몬과 비슷한 작용을 하는 것은 맞습니다. 이소플라본은 갱년기 여성에게 꼭 필요한 영양소로 식물성 여성호르몬으로도 불립니다. 그러나 아이들이 식품의 형태로 먹었을 때 문제가 생길 만큼 두유를 많이 먹는 건 거의 불가능합니다. 또한 다행히 어린이와 유아에게는 이소플라본이 흡수가 안 된다는 학설도 있습니다. 성조숙증은 영양의 불균형 등 생활 습관과 소아비만 등이 원인이며 오히려 두유 등 콩 제품을 일부러 안 먹일 때 발생하는 성장상의 문제가 더 큽니다. 콩에는 단백질, 탄수화물, 지방, 비타민, 칼슘과 레시틴 등 다양한 영양소가 함유되어 있어 우유와 더불어 성장기 아이들에게 중요한 식품입니다.

두유의 이소플라본보다 문제가 되는 것은 시판되는 두유에 함유된 단맛을 내는 첨가물 등입니다. 특히 어린이용 두유는 단맛을 강화하기 위해 액상 과당이 더 많이 들어있습니다. 그러한 첨가물 등이 두유 속 이소플라본보다 비만과 성조숙증을 유발할 가능성이 더 높습니다. 그러나 어떤 식품이든 너무 다량으로 먹이는 것은 바람직하지 않으니 적정량을 섭취하는 게 좋습니다.

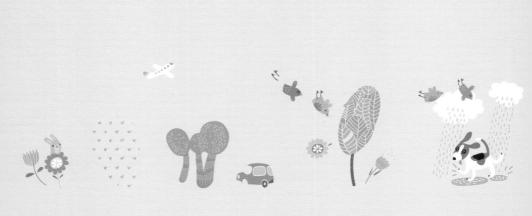

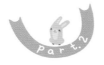

성장은 타이밍이다

성장부진의 사례와 성장 치료

"옛말에 이르기를 '열 명의 남자를 치료하는 것이 한 명의 부인을 치료하는 것보다 쉽고, 열 명의 부인을 치료하는 것이 한 명의 소아를 치료하는 것보다 쉽다.'고 했다. 소아는 증세를 묻기 어렵고 맥을 살피기도 어려우니 치료하기 더 힘들기 때문이다."

〈동의보감〉

우리 아이
올바른 성장 돕기

성장부진의 사례와 성장 치료

선천적으로 약한 체질을 이겨내고
상위 10%의 키 성장을 이룬 비결은?

민규(가명)는 선천적으로 아토피와 알레르기 증상이 있는 병약한 체질이었다. 태어나면서부터 장이 약해 설사가 잦았고 소화 기능이 좋지 않아 감기로 조금만 목이 부어도 구토를 했다. 감기에 걸리면 충분한 휴식과 함께 영양 섭취를 잘 해주어야 몸이 빨리 병을 이겨낸다. 구토 때문에 음식을 전혀 먹지 못하니 감기도 한 번 걸리면 쉽게 낫지 않았다. 알레르기 비염으로 계절이 바뀔 때마다 한 번씩 고역을 치르기도 했다.

우리 한의원에 처음 내원했을 때는 엄마도 민규도 지친 상태였다. 병을 달고 사는 데다가 약 처방을 받아도 아이가 독한 약 기운에 치여 약을 감당할 체력이 아니었다. 더 이상 양약만으로는 안 되겠다 싶었던 민규 엄마는 아이의 기운을 북돋아주기 위한 보약이라도 먹여보자는 실낱같은 희망을 안고 한의원을 찾은 것이다.

검진과 함께 기초 검사를 해보니 키도 몸무게도 소아발육표준치상의 정상 수준보다 현저히 미달이었다. 성장을 위한 기초체질의 뒷받침도 체력상의 여력도 전혀 없는 최악의 상황, 민규는 어떤 치료를 해야 기운을 회복하고 키도 쑥쑥 클 수 있을까.

올바른 성장!
면역력 강화가 답이다

민규의 문제는 몸이 외부 환경으로부터 들어오는 병적인 요인들을 스스로 이겨낼 수 있는 면역력이 부족하다는 점이다. 아토피와 알레르기는 특정 외부 요인에 대해 몸에서 과한 면역 반응을 보이는 증세이다. 그렇다면 오히려 과도하게 상승된 신체의 면역 반응을 줄여줘야 하는 게 아니냐는 오해를 할 수도 있다. 그러나 한의학에서 말하는 면역력이란 보다 넓은 의미이다. 아토피도 알레르기도 실은 몸의 면역력이 정상적인 기능을 해내지 못하는 상태에서 나타나는 증상이다. 몸에서 면역반응이 과하게 일어나느냐 아니냐 하는 것과 면역력이 강한지 약한지는 다른 의미인 것이다. 면역력이 강화되면 몸의 면역 반응 자체도 과하거나 모자라지 않게 정상적으로 일어난다. 몸의 면역력을 강화하는 방법은 어떤 것일까.

면역력을 키워주는 비법

아마 이 소제목을 보고 귀가 솔깃해지는 부모들이 적지 않을 것이다. 툭하면 감기에 걸려 높은 열에 시달리고 코가 막혀 잠도 제대로 못 자는 아이들을 보면 엄마 아빠는 안타까움을 넘어 속이 쓰리다. 도대체 그 면역력이란 건 어떻게 해야 생기는 녀석인지 눈에 불을 켜고 찾아보고 싶은 마음이 굴뚝같을 것이다.

한방에서는 감기를 감모(感冒) 혹은 상풍한(傷風寒)이라고 한다. 바깥의 바람이나 한랭한 나쁜 기운이 몸 안으로 들어와 상처를 남긴다는 의미이다. 현존하는 동양의학 서적 중 가장 오래된 의서인 황제내경(黃帝內經)에는 '사기(邪氣)가 인체에 들어오는 것은 정기(正氣)가 허하기 때문'이라고 쓰여 있다. 이를 현대식으로 풀이해보자면 사기는 감기와 같은 병을 말하고 정기는 면역력을 의미한다. 병에 걸리지 않고 건강을 유지하기 위해서는 면역력을 키우는 것이 중요하다는 사실을 말하고 있는 것이다. 사실 면역력의 중요성은 누구나 알고 있을 것이다. 문제는 도대체 눈에 보이지도 않고, 뚜렷

한 방법을 적은 정보도 없는 그 면역력이란 것을 어떻게 증진시켜야 하는지 막막하다는 점이다.

그런데 놀랍게도 20년 경력의 한의사인 나는 그 비법을 잘 알고 있다. 한의사로 평생 진료를 하셨던 아버지의 어깨 넘어 엿보기 시절부터 시작해서 내 자신의 이름을 건 한의원을 내고 적지 않은 시간 동안 아이들을 치료해온 결과 나는 그 무림 고수의 비기 같은 특급 비법을 터득하게 된 것이다. 과연 그 비법은 무엇일까?

비법은 의외로 간단하다. 바로 '감기를 잘 앓게 한다.'이다. 답을 듣는 순간, 당황한 부모도 있을 것이다. 감기에 걸리면 아이도 고생, 엄마도 고생, 정말이지 성가시기 짝이 없는데 감기를 피하는 것도 아니고 감기를 잘 앓게 하라니 이게 대체 무슨 엉뚱한 소리일까. 하지만 잘 들어보면 고개가 끄덕여질 것이다.

감기를 잘 앓는 것보다 더 좋은 건 감기에 안 걸리게 하는 것이다. 그러나 평소 감기에 걸리지 않는 튼튼한 면역력을 갖기 위해서는 감기에 걸렸을 때 제대로 대처해야만 한다. 감기를 일으키는 원인 바이러스는 무려 200여 가지나 된다. 특정 바이러스 하나만 치료해서는 감기를 낫게 할 수 없고 그런 식으로 치료할 수도 없다. 감기는 바이러스가 창궐한 지 7일 정도가 되면 몸에서 저절로 항체가 생긴다. 그때까지는 그저 증상에 따라 소염진통제, 해열제를 처방해 몸이 느끼는 고통을 덜어주고, 2차 세균 감염이 우려될 때는 항생제를 처방해주는 게 현재 감기 치료의 최선이다.

항생제, 소염제, 해열제 등은 감기의 근본적인 치료를 위한 것이 아니라 그때그때마다 증상을 없애주는 대증요법일 뿐이다. 사람들은 감기약을 먹으면 그 약이 감기를 낫게 해주었다고 착각하지만 사실은 우리 몸의 항체가 감기를 이겨낸 것이다. 더욱이 항생제 등 감기약의 남용은 몸속의 면역체계가 해야 할 일을 약물이 대신 해줘서 아기가 스스로 면역력을 강화할 기회를 잃게 한다. 그런 식의 치료가 반복되다 보면 아기의 몸은 점차 감기의 침입에 속수무책으로 손을 놓게 되고 결과적으로는 감기에 더 자주 걸리는 체질로 바뀔 수 있다. 반대로 감기약의 도움 없이 아기 스스로 감기를 제대로 이겨낸다면 그만큼 아기의 면역 체계가 강해질 수 있는 계기가 될 것이다.

물론 그렇다고 약을 전혀 안 먹일 수는 없다. 그것도 좋은 방법은 아니다. 약은 오남용이 나쁜 것이지 복용 자체를 막아서는 안 된다. 특히 노란 콧물이 10일 이상 지속되거나 고열이 3일 이상 나타난다면 감기로 인한 합병증이 온 상태일 수 있다. 그럴 때는 반드시 항생제를 처방받아 먹여야 한다. 지나치게 고열이 오면 아기들의 경우 뇌세포에 해가 갈 수 있기 때문에 해열제를 먹여 열을 떨어뜨리는 것도 중요하다. 다만 감기는 만병의 시작이라는 점을 잊지 말고 제대로 앓고 넘어가는 방법을 찾자는 이야기이다. 자, 그럼 이제는 감기를 잘 앓는 구체적인 방법에 대해 알아보자.

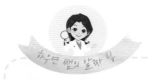

감기를 잘 앓는 방법 일곱 가지

❶ **성급한 약 복용은 금물** _감기에 걸려 열이 난다고 무조건 해열제로 발열을 억제하는 것도 다시 한 번 생각해보아야 한다. 열은 우리 몸의 백혈구가 바이러스와 싸우는 과정에서 발생되는 일종의 면역 반응이다. 몸에서 열이 나면 세균과 바이러스도 활동이 둔해지고 우리 몸의 면역 기능도 활성화되는 긍정적인 의미도 있다. 열이 조금 나더라도 아기가 잘 먹고 잘 논다면 우선 아기 스스로 열을 이겨낼 수 있도록 지켜봐야 한다. 단, 아기가 힘없이 늘어지거나 39도 이상의 고열이 날 때는 반드시 해열제를 복용해야 한다.

항생제는 바이러스로 인해 발생하는 감기 자체에 듣는 약은 아니다. 바이러스가 아닌 세균, 즉 박테리아를 죽이는 약이기 때문이다. 살아있는 균에 대해 무차별적으로 작용하기 때문에 몸속에 있는 유익한 세균도 죽일 수 있다. 그러므로 항생제는 폐렴, 부비동염처럼 감기로 인한 2차 세균 감염이 의심될 때만 사용하는 것이 옳다.

❷ **감기를 다스리는 건강 한방 차와 한방요법** _해열제나 항생제를 쓰지 않아도 되는 정도의 감기에는 감기를 다스리는 한방차를 달여 주거나 감기에 효능이 있는 한방요법을 이용하면 가래, 기침 등 감기 증상으로 인한 아이의 고통을 줄여줄 수 있고, 몸의 면역력을 높여 감기 바이러스를

빨리 이겨내는 데 도움을 준다. 아이를 키우는 건 팔 할이 엄마의 노력이 아닐까 생각한다. 특별하고 거창한 것이 아니라도 엄마가 정성스레 끓여주는 한방차는 우리 아기를 병 없이 건강하게 자라게 해줄 것이다.

- 대추 · 감초 차: 대추와 감초를 5대1의 비율로 함께 달여 조금씩 떠 먹이면 막힌 코를 뚫어주는 데 도움이 된다.
- 파뿌리 차: 열이 없는 초기 감기에 달여 먹인다.
- 무: 맵지 않은 무를 강판에 갈아 즙을 면봉에 묻힌 후 아기 코의 안쪽에 살짝 발라주면 무의 살균작용으로 인해 코감기와 호흡기 염증을 다스리는 데 도움이 된다.
- 보리 · 결명자차: 보리차와 결명자차를 1대1의 비율로 섞어 끓여 먹이면 아기가 열이 날 때 탈수를 방지해주는 효과가 있다.
- 생강차: 가벼운 몸살이 있는 경우에 좋다. 몸을 따뜻하게 하는 효능이 있으므로 고열인 경우에는 먹이지 않는다.
- 박하차: 목의 열감을 다스리는 데 좋다.
- 유자 · 도라지 차: 인후의 염증을 개선하고 보강하는 데 효과적이다.
- 배 · 도라지 차: 함께 섞어 달이면 가래를 삭이고 폐의 열을 내려준다.
- 오미자차: 폐의 기능을 강화하고 기침과 가래를 줄이는 역할을 해준다.

❸_열이 나면 얼음물이나 아이스크림 등 찬 음식을 찾게 되지만 호흡기를 약하게 할 수 있으므로 피하는 것이 좋다.

❹ 햇빛과 맑은 공기는 면역력을 키워준다. 한낮의 폭염과 자외선이 지나치게 강한 정오부터 오후 5시 사이를 피해 아침저녁으로 가벼운 산책을 시키는 것이 도움이 된다.

❺ 음식은 되도록 담백하고 소화가 잘 되는 것으로 먹인다. 비타민C, 비타민 B1이 많이 함유된 음식을 섭취하게 하여 몸의 저항력을 길러준다.

❻ 젖은 빨래를 방안에 널어 집안의 습도를 유지해준다.

❼ 동의보감에는 "아기에게 얇은 옷을 입히고 오래 묵은 면으로 만든 옷을 입히며 날씨가 좋을 때는 바깥바람을 자주 쐬어주라."고 기록되어있다. 아이들은 어른보다 열이 많은 체질이어서 다소 서늘하게 키우되 머리는 시원하게, 손발은 따뜻하게 해주는 것이 좋다.

장 건강과 면역력

유산균이 장 건강에 유익하다는 것은 널리 알려진 사실이다. 그렇다면 우리 아이에게도 유산균 섭취가 꼭 필요할까? 유산균이 중요한 이유는 장 건강과 면역력 강화에 있다. 장 속에는 유익균과 무익균, 해로운 균 등 수 만 종의 균들이 뒤섞여 존재한다. 장 건강과 면역력은 서로 밀접한 연관이 있는데, 체내외의 여러 가지 원인에 의해 이중 유익균의 숫자가 줄어들게 되면 장내 세균총의 불균형으로 인해 면역력이 저하된다.

유산균은 대장 내에서 해로운 미생물의 성장을 억제하고 장의 면역력을 키워주는 역할을 하는 대표적인 유익균이다. 그런 이유로 유산균이 들어간 식품이나 건강보조제가 마치 만능 영양제처럼 여겨지기도 한다. 그러나 면역력은 단순히 유산균 한 가지만을 지속적으로 섭취한다고 해서 강화되는 것은 아니다. 건강은 생체 활동에 영향을 주는 여러 가지 요소들의 균형과 관계가 깊다. 고른 식습관과 쾌적한 생활 환경, 건전한 생활 습관 등이 균형을 이루며 갖춰져야 강한 면역상태가 유지되는 것이다.

아이의 장 건강을 지켜 면역력을 증강시키는 방법은 그리 어렵지 않다. 평소 항생제의 복용을 줄이고 영양을 고루 갖춘 좋은 식단을 짜서 제 때 먹는 습관을 들이면 된다. 앞서 적은 것처럼 항생제는 아이 몸에 유익한 균까지 없애버림으로써 장내 세균 분포의 불균형으로 인한 소화기 계통의 질병을 초래한다. 꼭 필요할 때가 아니면 항생제 남용을 피해야 하는 이유이다. 또한 투약의 형태가 아닌 다른 경로의 항생제 섭취에도 주의해야 한다. 항생제는 동물의 사육 과정에서도 사용되기 때문에 우리가 먹는 식품 속에도 잔류하고 있을 가능성이 있다. 특히 장이 약한 아이의 경우라면 육류와 달걀, 우유 등 동물성 단백질의 섭취를 조심하는 것이 좋고 가급적이면 무항생제 표시가 된 식재료를 선택하도록 한다.

자연주의 육아에 대한 오해

그러나 면역력을 기른다고 일부러 바이러스에 노출되도록 하는 일은 삼가야 할 것이다. 한때 '수두파티'라는 것이 유행한 적 있다. 나는 그 이야기를 신문기사에서 발견했다. 헤드라인에 찍힌 기사의 제목을 보고 깜짝 놀라 들여다보니 아기 엄마들이 아기를 동반한 채 모여서 수두에 걸린 아이를 초대하여 함께 놀게 한다는 취지의 기사였다. 자기 아이에게도 수두를 앓게 함으로써 수두에 대한 면역을 만들어주기 위해서라고 했다. 세 아이를 둔 엄마이자 질병을 치료하는 한의사로서 몹시 경악스러운 내용이었다. 수두파티는 한 때 서구에서 유행했으나 그 부작용과 잘못된 행태의 확산에 대한 우려로 지금은 금기시되고 있다. 수두파티는 수두에 걸릴 경우 표현도 제대로 못하는 아이들이 겪을 말도 못할 고통에 대한 엄마들의 무지를 반영한 행태이다. 그런 엄마들에게 비난의 화살이 쏟아지는 것은 아주 당연한 결과이다.

하지만 한편으로는 무어든 아이에게 좋다고 하면 우르르 거기 따라가는 초보엄마들의 웃지 못 할 해프닝이었을 확률도 크다. 우리는 모두 엄마가 처음인 때가 있었다. 그렇다보니 실수도 하게 되고 그릇된 정보도 따르게 되는 것이다. 유행이라는 것의 속성은 그렇게 맹목적인 데가 있다.

안타까운 것은 수두파티 같은 극단적인 행동으로 인해 면역력을 키워 병을 이겨낸다는 자연주의 육아의 본래 취지도 오해를 불러일으킬 소지가 있다. 그래서 이 기회에 제대로 된 자연주의 육아에 대해 적어보고 싶다. 유행을 타지 않는, 유행을 타서도 안 되는 진짜 면역력 증강 육아법에 대해서 말이다.

동의보감 속 자연주의 육아법, 양자십법(養子十法)

동의보감(東醫寶鑑)에 대해서는 모르는 이가 없을 것이다. 1610년경 조선 한의학의 대가로 꼽히는 허준 선생이 지은 한방의서인 동의보감에는 일상생활 속에서 건강을 지키고 질병을 치료하는 여러 가지 지혜가 담겨있다. 그러한 방법들은 과학적인 의학 기술이 발달하기 이전에 쓰였지만 오늘날의 시각으로 보아도 전혀 부족한 면이 없다. 그중 육아에 관한 경험적 지식을 열 가지 방법으로 요약한 양자십법(養子十法), 즉 아이를 기르는 열 가지 방법에 대해 알아보자. 양자십법에는 아이의 특성을 세심히 고려한 육아 수칙을 통해 면역력을 길러줌으로써 건강하고 바른 성장을 이루려는 자연주의 육아의 철학이 담겨있다. 내용을 잘 살펴보면 동서고금의 육아 진리라고 일컬어질 수 있을 만큼 현명한 지혜가 반짝이고 있다.

① 요배난(要背暖): 등을 따뜻하게 해야 한다

아기를 비롯해 어린 아이들은 성인에 비해 체온을 조절하는 능력이 부족하다. 특히 기온이 급변하는 환절기에는 아이들의 몸이 외기에 맞춰 온도를 조절하기가 매우 어렵다. 조금만 덥게 놓아둬도 금세 땀띠가 생겨버리지만 너무 시원하게 해주어도 감기에 걸리게 된다. 이때 아이에게 시원한 바람을 쐬게 하더라도 아이의 등은 반드시 따뜻하게 해주어야 한다.

한의학에서는 감기가 뒷목과 등 부위를 통해 몸 안으로 들어온 차가운 기운에 의해 생기는 것으로 보고 있다. 어른들도 그 부분을 너무 차게 하면 몸이 오싹하며 냉기가 스며드는 것을 느낄 수 있을 것이다. 체온이 떨어지면 면역력도 같이 떨어져서 감기 같은 질환에 쉽게 걸릴 수 있다. 날씨가 추울 때는 목도리나 스카프 등으로 목만 따뜻하게 해줘도 훨씬 건강에 좋다. 목과 등이 이어지는 부위에는 '폐수'라는 혈자리가 있는데, 이 혈자리는 차가운 나쁜 기운이 들어오는 통로인 동시에 감기 등의 호흡기 질환을 치료할 수 있는 중요한 혈자리이기 때문이다.

② 요두난(要肚暖): 배를 따뜻하게 해야 한다

소화기능은 인체의 여러 기능 가운데 매우 중요한 기능이다. 이는 어린아이들도 다르지 않다. 소화가 원활하게 이루어져 아이들이 먹은 음식물이 몸에 필요한 영양분과 에너지로 바뀌기 위해서는 위와 장 등 소화기관이 모여 있는 배 부분의 보온이 이루어져야 한다. 아이들은 체질적으로 양의 기운을 띠므로 밤이 되면 답답해서 이불을 걷어차고 자는 수가 많다. 이럴 때 배 만큼은 반드시 수건이나 얇은 천으로라도 덮어 배를 따뜻하게 하고 잘 수 있도록 해주어야 한다.

③ 요족난(要足暖): 발을 따뜻하게 해야 한다

손발이 차다는 것은 그만큼 혈액순환이 잘 안 된다는 의미로 볼 수 있다. 혈액 순환이 원활하지 않으면 혈액을 타고 이루어지는 영양대사와 생리활동이 여의치 않아진다. 발은 심장에서 가장 먼 곳이기 때문에 혈액이 발끝까지 도달하기 위해서는 발을 따뜻하게 해주어야 한다. 아직 어린 아기의 경우에는 엄마의 손으로 직접 발 마사지를 해주는 것도 도움이 된다. 더불어 아침저녁으로 아이의 다리와 발을 주물러주는 쭉쭉이를 해주도록 하자. 좀 더 큰 아이들의 경우는 밖에서 충분히 뛰어놀 수 있는 시간을 꼭 만들어준다. 몸을 움직이면서 다리 근육을 쓰게 되면 다리로 가는 혈액량이 늘어나서 발이 따뜻해지게 된다.

④ 요두냉(要頭冷): 머리는 시원하게 해야 한다

사람의 머리와 얼굴 부위를 제양지회(諸陽之會)라고 한다. 우리 몸의 모든 양기가 모이는 곳이라는 의미이다. 공기도 따뜻한 기운이 위로 가고 차가운 기운은 밑으로 가라앉는 것과 마찬가지 이치이다. 특히 머리는 사람의 의지와 행동을 관장하는 뇌가 있는 부위이다. 뇌가 열을 지나치게 받으면 정상적인 기능에 타격을 입을 수 있다. 반드시 시원하게 식혀주어야 한다. 이는 마치 컴퓨터와 자동

차 엔진이 지나치게 과열되지 않도록 도와주는 냉방 팬이나 냉각수가 꼭 있어야 하는 것과 같다.

모자를 쓰는 것은 뜨거운 햇볕을 피하게 해주어 일시적으로는 도움이 되지만, 평소 멋을 위해 자주 쓴다거나 너무 장시간 쓰고 있는 것은 머리를 뜨겁게 할 소지가 있으니 피하는 것이 좋다. 또한 아이들의 경우, 잠을 자기 전에는 머리 부분을 서늘하게 해주어야 뇌가 숙면을 취할 수 있다. 잠을 잘 자야 면역력이 향상되므로 반드시 머리의 열을 식혀주는 환경을 만들어주어야 한다. 우리 조상들이 예로부터 메밀 등 성질이 차가운 곡식을 아이들의 베갯속으로 만들어준 것도 그와 같은 의도에서 비롯된 지혜로운 방식이다.

⑤ 요심흉냉(要心胸冷): 심장과 가슴은 서늘하게 해야 한다

사람들은 보통 스트레스를 받으면 가슴이 두근거리고 화가 치미는 느낌이 든다. 아이들은 어떨까? 아이들 역시 어른과 다르지 않다. 화가 나거나 놀라운 일이 생기면 속이 답답해지고 가슴이 터질 것 같은 증상을 겪게 된다. 또한 극심한 스트레스를 받으면 어른과 마찬가지로 건강을 해치게 된다. 심장과 가슴을 서늘하게 하라는 것은 마음속 스트레스를 풀어 평온하고 차분한 상태를 만들어주라는 의미를 내포한다.

아이들은 몸을 움직이는 일로 스트레스를 푼다. 너무 집에만 있게 하거나 공부만 강요하지 말고 또래 친구들과 즐겁게 어울려 뛰

어놀 수 있는 시간을 만들어주자. 또한 어른들의 생각이나 속도에 아이를 맞추려고 닦달하기보다 아이의 시각에서 아이의 생각을 존중하고 스스로 알아서 해낼 때까지 기다려주는 것이 옳다. 아낌없는 칭찬으로 아이를 격려하는 것도 좋은 방법이다.

⑥ 물령소아돌연간이상지물(勿令小兒突然看異常之物): 갑자기 낯선 사람이나 이상한 것을 보지 않게 하라

유아기는 뇌세포가 한창 새로이 생성되는 시기이다. 아이들의 뇌세포는 작은 자극이나 변화에도 민감하게 반응하게 되어있다. 보고 듣는 모든 것이 뇌세포의 생성을 촉진하기 때문이다. 그러므로 어떤 일정한 사건이나 현상에 대해 뇌세포가 받는 충격의 강도도 어른들보다 훨씬 강할 수밖에 없다. 어린 시절에 경험한 사건 사고는 어른이 되어 기억이 잘 안 난다고 해도 뇌 속에 잔상처럼 남아있어 평생 후유증을 남기기도 한다. 그런 만큼 아이들에게는 기이한 자극을 조심해야 한다. 어른 같으면 무심하게 넘어갈 자극이라 해도 아이에게는 깜짝 놀랄 일이 될 수도 있다.

아이들은 한 번 놀라면 기가 어지러워져서 여러 날 밤잠을 설치기도 하고, 심한 경우에는 구토와 설사 같은 전신 반응을 나타낸다. 아이의 시각에서 충격적인 장면을 보고 들을 수 있는 낯선 장소에서는 절대 아이를 혼자 두지 말아야 한다. 혹시 예상치 않게 아이가 깜짝 놀랄 일을 겪었다면 아이를 되도록 품에 많이 안아 마음을 다

독여주는 게 좋다.

⑦ 유식요난(乳食要暖): 수유와 식사는 따뜻하게 해야 한다

아이들의 소화기능을 돕게 하기 위해 항상 배를 따뜻하게 해주어야 한다는 요두난(要肚暖)과 일맥상통하는 수칙이다. 몸의 바깥 부분인 배도 따뜻하게 해주어야 하지만, 내부로 섭취되는 음식도 되도록 따뜻하게 데워 먹이는 게 좋다. 음식이 따뜻하면 소화하는데 지장을 주지 않아 속도 편하고, 소화와 운반 작용이 원활해져서 영양소의 흡수율을 높일 수 있다.

⑧ 아제미정물사음유(兒啼未定勿使飮乳): 아이가 울음을 그치기 전에 젖을 주지 않아야 한다

엄마들이 아기를 출산하면 산부인과 모유수유센터와 산후 조리원 등에서 가장 먼저 가르쳐주는 것이 바로 수유법이다. 이중 "아기가 울 때는 젖을 물리지 말라."는 수칙이 있다. 아기가 울 때 곧바로 젖을 물리면 아기의 버릇이 나빠지기 때문일까? 그렇지는 않다. 아기가 울고 있을 때 우유나 모유를 먹이게 되면 그것이 식도를 통해 위로 들어가는 게 아니라 자칫 기관지나 폐로 들어갈 위험성이 높아진다. 기관지나 폐로 이물질이 들어가면 흡인성 폐렴이라는 위험한 질환을 앓을 수도 있다. 아이가 너무 심하게 울고 있다면 먼저 젖을 주거나 우유병을 물려서는 안 된다. 우선 아기를 따뜻하게 안

아 심리적 안정감을 주고, 젖 냄새나 우유 냄새를 아기에게 맡게 하여 수유에 대한 기대감을 갖게 하는 등의 행동으로 아기를 먼저 진정시킨 후 수유를 하도록 한다.

⑨ 물복경분주사(勿服輕粉朱砂): 경분과 주사를 함부로 쓰지 마라

경분(輕粉)은 항균, 이뇨, 이담 등의 효능이 있어 몸 안의 악성 종기, 부종 등을 없애는 약재이다. 주사(朱砂)는 해독, 방부의 효능이 있고 신경 안정 작용과 경기를 가라앉히는 작용을 한다. 그러나 독성을 함유하여 장기적으로 사용하는 것을 금하는 약재들이다. 그러한 약재들을 함부로 쓰지 말라는 말은 아기에게 필요 이상의 독한 약을 먹이지 말라는 의미를 지니고 있다. 이는 내성을 불러일으키기 쉬운 항생제나 부작용의 우려가 있는 스테로이드제제의 오남용을 경계해야 하는 것과 같은 맥락이라고 볼 수 있다.

그러나 무조건 약을 쓰지 않고 키우는 것도 바른 육아는 아니라는 사실을 염두에 둘 필요도 있다. 양약이든 한약이든 아이에게 약을 먹이기 전에는 꼭 전문 의료진과 상담 후에 복용할 수 있도록 해야 하며, 증세에 맞지 않는 독한 약보다는 먼저 순한 약으로 치료할 수 있도록 주의해야 한다.

⑩ 의소세욕(宜少洗浴): 목욕을 너무 자주 시키지 마라

여름에 아이들은 하루만 씻지 않아도 쉽게 몸이 끈적끈적해진다.

대부분의 엄마들은 그런 아기를 쾌적하게 만들어주고 싶어 하루에도 몇 번씩 아이를 씻긴다. 하지만 너무 자주 씻기는 것이 능사는 아니다. 아이는 어른보다 살성이 연하기 때문에 지나치게 잦은 목욕은 피부를 손상시킬 수 있다. 피부의 보호막이 손상되어 면역력이 떨어지면 오히려 목욕을 못 시킨 것보다 외부로부터의 감염 우려가 더 높아지게 된다.

더운 여름이라 할지라도 너무 자주 씻기기보다 하루 한 번 아주 잠깐 동안 통 목욕을 하는 정도로 충분하다. 특히 피부가 건조하거나 약한 아이들의 경우는 목욕을 시킨 후 3분 이내에 보습제를 발라주는 게 좋다. 가을과 겨울철에는 피부가 점점 더 건조해지므로 2~3일에 한 번 정도로 목욕 횟수를 줄여주는 게 좋다.

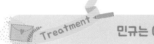

민규는 어떤 치료를 받았을까?

몸속의 면역력을 키워줄 수 있는 하우탕을 처방하여 복용하도록 했다. 민규 엄마는 아이의 상태가 점점 호전되어가는 게 대견하다며 꾸준히 한방 치료를 받으러 왔다. 어릴 때부터 한방 치료를 통한 면역력 관리가 잘 이루어지니 최근엔 감기에 들었을 때 약을 오래 안 먹어도 빠른 치료 효과를 보인다. 면역력이 좋아지면서 자연스럽게 키 성장이 일어나 만 4세가 된 지금은 114.8cm로 또래 나이에 비해 상위 10%에 속할 정도로 키가 큰 편이다.

더욱 다행스러운 것은 면역력 강화를 통해 장 기능이 좋아지면서 아기 때부터 달고 살다시피 한 비염이 없어졌고, 아토피 증상도 사라졌다는 점이다. 아토피나 알레르기는 보통 장이 제 기능을 못 할 때 나타나는 병증이기도 하다. 현재는 감기 등 병이 생겼을 때만 내원해서 진료를 받고 있다.

성장에도
타이밍이 있다

따라잡기 성장

Case 9

유전키 180cm 준호의 최종 예상 키는 160cm?

만 12세인 준호(가명)는 진찰을 받는 내내 습관처럼 잔기침을 했다. 엄마에게 기침 증상에 대해 물으니 1년이 넘도록 감기 기운이 끊어지지 않았다고 한다. 좀 나을 만하다 싶으면 다시 감기에 드는 게 거의 일상적이었다.

아빠 엄마가 모두 일을 하는 상황이라 할머니가 준호를 키우셨다. 할머니는 준호가 아기일 때부터 잔병치레를 할 때마다 부지런히 아이를 업고 동네 소아과로 향하셨다. 눈에 넣어도 아프지 않은 손주가 아파서 골골하는 것이 너무 안쓰러웠기 때문이다. 소아과선생님이 처방해준 약을 먹으면 열이 내리고 콧물도 안 나고 기침소리도 좀 멎는 것 같아 안심이 되셨다. 감기가 좀 독하다 싶을 때는 항생제를 처방해달라고 해서 먹이면 금방 낫는 것도 같았다. 그런데 이상하게도 몸에 좋다는 것을 다 해먹이고, 아이가 먹고 싶다는 걸 열심히 만들어 먹여도 자라갈수록 한 번 병이 들면 잘 낫지를 않았다. 게다가 키도 잘 크지 않았다. 그맘때 아이들은 1년에 4~6cm가 자라야 정상이라고 하던데 준호는 좀 더디 컸다. 그나마 조금씩 크던 키도 최근에 와서는 전혀 변화가 없다. 아예 키 성장이 멈추어버린 것이다. 학교 신체검사에서 1년 전과 똑같은 아이의 키 성장 수치 기록을 손에 받아 든 준호엄마는 정신이 번쩍 들었다. 아직 초등학생 키밖에 안 되는 아이가 이대로 성장이 끝난 거면 어떡하지? 준호 엄마는 아이의 손을 잡고 차일피일 미뤘던 한의원행을 결심했다. 양의학 치료를 받으려니 아이가 그 말로만 듣던 성장호르몬주사를 맞아야 할 수도 있는 게 영 부담스러웠다고 했다.

문진 결과 준호는 유전적으로 키가 클 여지가 많은 아이였다. 아빠 키가 183cm이고 엄마도 165cm로 키가 큰 편에 속했다. 그러나 내원 전 골연령 검사를 해본 결과에 의하면 준호의 뼈 나이는 실제 자기 나이보다 2년 3개월이 앞서 있었다고 한다. 더 문제인 것은 최종 예측 신장이 160cm밖에 안 된다는 점이다.

"원장님, 우리 준호 꼭 좀 다시 키 크게 해주세요."

검사 결과에 충격을 받은 준호엄마의 표정은 너무나 절실했다. 그 마음이 충분히 이해가 갔다. 임상진료를 통해 아이의 성장에 대한 엄마의 걱정은 보통 사람들이 생각하는 것보다 훨씬 절박하다는 것을 늘 느낀다. 엄마가 되면 작은 일에도 죄책감을 갖게 되는 것 같다. 아이가 아프거나 살이 너무 찌거나 반대로 너무 말라도 다 내 탓인 것 같은 기분이 들기 마련이다.

특히 엄마들에게 예민한 주제는 아이의 키 성장이다. 자신의 아이가 또래 아이들보다 덜 큰다고 생각되면 '혹시 내가 뭘 덜 해먹여서 그런 게 아닐까?', '옆집 엄마처럼 인터넷에서 이런 저런 정보도 찾아보고 발로 뛰며 좀 더 미리미리 알아봤어야 하는데 막연히 내버려 둔 게 문제가 아닐까?', '그때 내가 회사 일에만 신경 쓰느라 애한테 소홀해서 그만...' 등등, 자책감이 상상을 초월한다. 골든타임이라고 할 수 있는 집중 성장 시기에 키 성장을 못하게 되면 더 이상 키가 크지 못한다는 것을 잘 알고 있기 때문이다. 청소년기 아이들은 아직 자기 자신만의 개성과 장점을 확립하지 못한 나이이다 보니 외모에 유난히 신경을 쓴다. 타고난 키, 골격, 체중 등이 얼굴 생김새 못지않게 또래 집단 사이에서 평가의 잣대가 된다. 그런 이야기를 아이 옆에서 보고 들으니 이래저래 신경이 쓰이기도 한다.

나 자신 세 아이의 엄마로서 그런 마음을 너무나 잘 이해하는데

"키가 인생의 전부가 아니다."라는 식의 원론적인 이야기를 해줄 수만은 없다. 바른 성장을 위해 엄마가 제때 조금만 노력을 기울여 줘도 아이들은 원래 제가 타고난 크기만큼 잘 크게 된다는 것을 지난 20년간의 치료 경험으로 잘 알고 있다.

그렇다면 준호의 경우는 키가 클 수 있는 유전적인 소인을 타고났음에도 불구하고 왜 최종 예측 신장이 상대적으로 작아진 것일까. 이 의문의 열쇠는 바로 어릴 때부터 반복된 준호의 잦은 병치레에 있다. 이렇다 할 회복기 없이 감기 같은 잔병을 앓아왔던 준호는 그동안 '따라잡기 성장'을 할 만한 틈이 없었던 것이다. 키 성장이 중요하다고 생각하는 엄마라면 반드시 알아야 할 개념이 따라잡기 성장이다. 따라잡기 성장이란 대체 무엇일까?

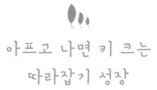

아프고 나면 키 크는
따라잡기 성장

따라잡기 성장(Catch-up Growth)은 본래 영양부족이나 질병 등 아이들이 성장하는 것을 방해하는 원인이 제거되었을 때, 몸에서 급속한 성장이 일어나서 본래 자기가 자라야 할 만큼 크는 것을 말한다. 오래전부터 학자들은 이런 놀라운 현상에 대해 알고는 있었으나 따라잡기 성장이라는 용어를 처음 붙인 것은 소아과 의사인 프

래더(A Prader)와 태너(JM Tanner), 하르낙(G von Harnack)등이다. 이들이 주목한 것은 주로 자궁 내 발육이 미숙하게 태어났거나 출생 후 여러 가지 상황으로 성장이 부진한 유아들이었다. 이런 아이들은 후에 영양을 보충해주는 등 성장에 필요한 조건을 갖춰주면 마치 그동안 못 자랐던 것에 대한 보상이라도 받는 것처럼 몸에 빠른 성장이 일어나서 결국 자기 또래의 평균치라든지 원래 유전적으로 커야 할 수준까지 성장을 회복하게 된다.

오랫동안 아이들의 성장 치료를 하다 보니 이런 따라잡기 성장이 유아에게서만 일어나는 일이 아니란 것을 알게 되었다. 키가 한창 크고 있는 성장기의 아이들이라면 예외 없이 해당되는 원리이다. 따라잡기 성장은 특히 아이가 병을 앓고 난 직후 회복기에 이루어지는 경우가 많았다. 예전부터 속설로 "아프고 나면 키가 큰다."는 말이 엄마들 사이에 있어왔는데 이 말이 어느 정도는 일리가 있는 것이다.

나이가 어린 아이들일수록 아직 내성이 생기지 않은 바이러스와 접촉하게 되면 크고 작은 잔병치레를 겪게 마련이다. 평소 성장기 아이들의 몸은 일상적 항상성 유지에 필요한 힘을 제외하고는 대부분의 여력을 키 크기를 비롯한 각 기관의 성장에 집중한다. 그러나 일단 바이러스나 세균이 몸 안에 침투한 것을 감지하게 되면 온몸의 조직이 잠시 성장에서 손을 떼고 염증이나 병증을 퇴치하는 것에 힘을 기울이게 된다. 이때 아이들의 신체 내에서는 눈에 보이지 않는 작은 전쟁이 일어난다. 열이 나고 콧물과 기침이 나는 것은 갑자기 몸 안으로 침입한 질병 바이러스를 퇴치하기 위해 신체 조직들이 온힘을 쏟고 있다는 증거이다. 동시에 성장을 촉진하는 활동도 잠시 멈추면서 살이 빠지거나 피부가 푸석해지게 된다.

질병 바이러스의 독성이 강하고, 아이들의 몸 상태가 허약할수록 이 전쟁은 길고 험난해진다. 힘겨운 전력투구 끝에 질병을 물리치고 나면 몸은 다시금 잠깐 멈췄던 신체 성장에 힘을 기울이게 되는데 바로 이때 따라잡기 성장이 일어난다. 마치 미루어두었던 숙제를 부랴부랴 해치우듯 따라잡기 성장에 집중하게 되는 것이다. 아파서 빠졌던 살이 다시 찌고 수척했던 피부도 맑고 투명한 생기를 되찾는다. 특히 성장기 아이들의 경우는 키 성장에 집중해 신체 회복이 이루어진다. 이 시기의 성장은 비교적 짧은 시간 안에 몰아치듯 일어나기 때문에 키가 쑥 자란 것을 눈으로 확인할 수 있다.

그렇다면 언제든 그러한 조건만 갖추어주면 아이가 쑥쑥 키가 클까. 그렇지는 않다. 따라잡기 성장에도 적절한 타이밍이 있다. 예를 들어 자궁 내 발육 부진으로 태어난 아이들은 일반적으로 생후 2−3세까지 따라잡기 성장을 하여 키나 몸무게가 표준치에 도달하게 된다. 그러나 이 시기에 병이나 영양부족 등 성장을 방해하는 요인 때문에 따라잡기 성장을 못할 경우 뒤에 아무리 좋은 조건을 갖추어줘도 성인이 되었을 때 저신장이 된다는 보고가 있다.

마찬가지로 아프고 난 아이가 따라잡기 성장을 하게 되는 것에도 시한이 있다. 아이가 아픈 동안 못 컸던 것을 크기 위해 몸 자체가 따라잡기 성장을 할 준비가 되어있을 때 아이의 성장을 도와줘야 한다. 질병을 앓고 난 이후인 회복기에 제대로 영양 공급이 이루어지지 않고 병으로 인해 깨진 몸의 밸런스를 맞춰주지 않으면 따라잡기 성장이 일어나기 어렵다.

키는 아이들이 유전적으로 갖고 태어난 몫과 후천적인 요인들이 맞물려 각 성장단계에 맞게 한 계단씩 차곡차곡 커나가는 것이다. 아이가 특별히 아픈 곳이 없더라도 각 나이에 따른 성장의 단계마

연령별 정상 평균 키의 성장 속도

연령	키의 성장 속도
0~6개월	2.5cm/개월
7~12개월	1.25cm/개월
12~24개월	10cm/년
24~36개월	8cm/년
36~48개월	7cm/년
4~10세	5~6cm/년

자료 출처: 국가건강정보포털 의학 정보

다 체질과 컨디션에 문제가 없는지 미리 체크하고 전문가의 진료를 토대로 한 체력 강화 진단이나 보약 등을 보조해주는 것도 좋다. 그러기 위해서는 평소 앞에 있는 연령별 정상 평균 키의 성장속도 도표를 보며 우리 아이가 자기 나이에 맞는 올바른 성장을 하고 있는지 점검해 보자. 아이가 제 나이 때의 표준적인 키 성장속도에 한참 못 미치거나 또래 아이들에 비해 혼자만 유독 성장이 더딘 것으로 보인다면 반드시 전문가와 상의해 보아야 한다.

키 크기의 적 만성질환

그러나 아이들의 몸이 따라잡기 성장에 전념하는 것을 방해하는 가장 큰 적이 하나 있다. 바로 만성질환이다. 만성질환을 앓는 아이들은 대개 체질적으로 몸이 허약하거나 면역력이 저하된 상태이다. 질병과 힘겹게 싸우고 몸을 회복하기 위해 에너지를 다 써버리니 정작 성장하는 데 필요한 에너지가 부족하다. 통상적으로 이런 아이들은 잔병치레에 시달리는 편이다. 체질이 약한 아이일수록 감기나 몸살은 물론 배앓이도 잦은 것을 볼 수 있다. 학교나 유치원 등 단체생활을 하면서도 유독 자주 장염에 걸리는 아이들이 이 케이스다. 반복되는 설사와 복통은 소화 능력의 저하를 가져오게 된다. 이로 인해 식욕부진이 오며 잘 먹지 않음으로써 오는 영양 섭취 미달은 성장 부진으로 이어진다. 그런 한편, 잦은 병치레로 인해 쉴 시간이 없는 면역체계는 더욱 취약해져서 만성 비염, 아토피 같은 각종 알레르기성 질환 등 만성질환을 얻게 된다. 이런 상태의 아이에게 성장을 바란다는 것 자체가 무리이다.

반대로 너무 잘 먹어서 문제가 되는 경우도 있다. 정크 푸드와 서구화된 식습관에 익숙해진 아이가 운동까지 부족하면 체격은 커 보인다 해도 체력이 부실하게 된다. 오장육부는 약한데 몸집만 큰 '허약한 뚱뚱이' 체질이 될 수 있다는 것이다. 허약 체질이면서 비만이 겹치게 되면 성호르몬의 분비에도 문제가 생긴다. 성장 호르몬 대신 나이에 맞지 않는 성호르몬이 과다 분비되면 성조숙증으로 인해 성장이 멈출 우려가 커진다.

질병으로 인한 무분별한 항생제 복용도 또 다른 폐해를 가져온다. 항생제는 나쁜 균도 죽이지만 장 안에 살고 있는 몸에 유익한 균도 감소시키기 때문이다. 병을 고치기 위해 먹었던 항생제로 몸의 건강을 유지해주는 유익균이 없어지면 그것 때문에 다시 병이 드는 악순환이 일어난다. 앞에 예로 든 준호가 바로 이런 경우에 속했다. 체질강화와 면역력 회복 같은 근본 치료 없이 당장 몸에 나타나는 증상들만 해결하는 약들에 의존한 결과 몸이 아예 키 성장을 멈추어버렸던 것이다.

'따라잡기 성장' 따라잡기

다른 측면에서 보면 키를 키울 수 있는 절호의 기회일 수도 있는 병후 회복기. 아이를 크게 키우고 싶은 현명한 엄마라면 이때를 놓치지 말아야 한다. 신체가 성장할 준비를 갖추어 놓고 기다리는 따라잡기 성장의 시간을 따라잡기 위해 엄마들이 해야 할 일은 무엇일까.

"학문에는 왕도가 없다."는 말이 있다. 우직하게 몰두해서 꾸준히 노력하는 것만이 바른 공부의 지름길이다. 성장도 마찬가지이다. 따라잡기 성장의 시기를 놓치지 않으려면 미리 성장할 수 있는 여력을 보강해놓는 수밖에 없다. 따라잡기 성장에서 중요한 것은 질병의 종류가 아니라 회복력이 얼마나 강한가 하는 점이다. 회복력이란 곧 몸의 면역력을 의미한다. 면역력을 키워놓는 것이 답인 것이다.

아이의 면역력을 강화하려면 어떤 일을 해줘야 할까. 면역력이란 게 막연한 개념처럼 느껴지겠지만 회복을 위한 면역력 강화법은 어찌 보면 상당히 간단하다. 우선 아이가 감기에 걸리면 섣불리 약부터 먹이는 것을 경계해야 한다. 오히려 항생제나 해열제의 도움 없이 감기를 잘 앓을 수 있도록 도와주는 것이 낫다. 또한 5대 영양소가 골고루 들어간 균형 잡힌 식단과 규칙적인 운동, 충분한 수면과

청결한 환경 유지가 필요하다. 특히 만성적으로 비염과 알레르기 질환이 있는 아이들은 먼저 꾸준한 체질 개선을 통해 면역력을 키워놓는 것이 급선무이다. 선천적으로 원기가 허약해서 회복력이 떨어지는 아이들은 전문가와 상담을 통해 체력 강화 등 생활 관리를 해주는 것이 좋다. 더불어 보약으로 몸이 원기를 회복할 수 있도록 보조해주어야 한다.

얼마 전 베이비조선에서 주최하는 '똑똑한 육아의 시작! 산후조리'라는 주제의 강의에 나갔다가 깜짝 놀랄만한 사람을 만났다. 맨 앞자리에 앉아있던 한 임산부는 바로 어릴 때부터 내게 바른 성장을 위한 진료와 치료, 면역력 관리를 받아온 환자였기 때문이다. 인연을 중시하는 진료를 해오다 보니 우리 한의원에는 할머니부터 손자까지 대를 이어 치료를 받으러 오는 가족도 있고, 그 친구처럼 소아 시절 잔병 치료부터 사춘기 여드름, 생리통 등 커가면서 쭉 건강 관리를 받아온 환자들이 적지 않다. 어쨌거나 예상치 못한 장소에서 어엿한 예비 아기엄마가 된 환자와 조우하는 일은 남다른 감회가 있었다. 어쩌면 나 역시 한 의료전문가로서 부모와 함께 그 친구를 아이 때부터 쭉 키워왔다고 할 수도 있다. 바른 성장을 위해 공을 들여 치료하고 관리한 아이가 어느덧 건강한 어른이 되고 그 자신 좋은 아이 엄마가 되기 위해 육아 강의를 들으러 왔으니 그 뿌듯한 기분은 말로 다 표현할 수가 없다.

그 친구의 경우처럼 각 성장의 시기마다 미리 건강을 체크하고,

상태에 맞는 처방으로 지속적인 관리를 받는다면 따라잡기 성장이
필요할 때에도 몸이 면역력을 기반으로 한 회복력을 충분히 발휘할
수 있다.

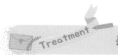

준호는 어떤 치료를 받았을까?

준호는 총 4개월 정도 치료를 받았고 현재도 치료가 진행 중이
다. 준호가 키 성장을 멈춘 중요한 이유는 계속되는 잔병치레로
몸이 회복될 틈이 아예 없었기 때문이다. 키를 키우기 위한 처방
보다는 고질병이 되어버린 기침을 먼저 잡아주어야겠다는 판단
이 섰다. 몸의 상태를 따라잡기 성장이 가능하도록 만들어준 후에
기력을 보충하며 성장에 도움이 되는 치료를 하기로 했다. 검진
결과 준호는 감기 끝의 기침이 만성기관지염으로 번져있는 상태
였다. 치료 초기에는 준호의 기관지염 치료에 집중하며 면역력을
키워주는 하우탕을 복용하도록 했다. 만성기관지염이 어느 정도
잡히기 시작했을 때부터는 그동안 병으로 인해 잘 섭취할 수 없었
던 영양분을 보충해줬다.

그렇게 약 2개월 정도 몸의 면역력과 기력 회복에 역점을 두고
치료한 후 뼈 나이를 측정해 보니 처음 내원 시에는 역연령보다
2년 3개월 앞서 있던 골 연령이 불과 2개월 사이에 1년 3개월로

줄어드는 결과가 나타났다. 성인이 되었을 때 160cm까지 크면 키 성장이 끝날 것으로 예상되었던 예측 키도 166cm로 상향되었다. 성장으로 가야할 영양과 에너지를 소모하게 했던 질병을 없애주고 면역력을 향상시켜준 것만으로도 괄목할 변화가 일어난 것이다.

이후 2개월 동안은 성장을 북돋아주는 치료에 힘썼다. 성장을 위한 쑥쑥탕을 처방하여 복용하게 하고 평소 생활 습관 중에서 감기를 달고 살 수밖에 없는 요인을 제거하기 위해 함께 노력했다. 그 결과 지난 1년 동안 변화가 없던 키가 다시 자라기 시작했다. 따라잡기 성장이 시작된 것이다. 2개월 동안 총 4cm의 키가 컸다. 준호는 앞으로도 꾸준한 성장 치료와 생활 습관 교정 관리를 통해 그동안 크지 못했던 키를 회복할 것으로 예측된다. 엄마의 소원대로 아빠 키만큼 큰 아이가 되었으면 하는 바람이다.

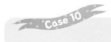

19세에 시작된 따라잡기 성장

강남으로 옮기기 전까지 꽤 오랫동안 이태원에서 진료를 했다. 한의원은 다양한 외국 요리와 특색 있는 카페들로 유명한 경리단 길에 자리하고 있었다. 근처에 외국인들이 많이 살고 있는 탓에 우리 의원에도 외국인 환자들이 심심치 않게 내원하곤 했다.

10년 전 일이다. 한 일본인 학생이 진료실 문을 열고 들어왔다. 나이는 19살이라고 했다. 이제 갓 사춘기를 벗어나 싱그러운 젊음을 향해 첫발을 내딛은 티가 역력했다. 무슨 일로 내원했을까 궁금한 마음에 이것저것 물어보니 잠시 머뭇거리던 학생이 자신의 사연을 이야기하기 시작했다. 학생의 이름은 야마모토상(가명)이었다. 놀랍게도 그 친구는 키를 더 크게 하는 성장치료를 받고 싶다고 했다. 내심 난감해졌다. 나름 용기를 내어 찾아왔을 텐데 벌써 19살이면 성장치료를 해도 소용이 없을 확률이 컸기 때문이다.

상대가 실망할까봐 조심하면서 성장 치료약을 지어줄 수 없는 사정을 차근차근 설명해줬다. 성장판이 이미 닫혀버려서 성장이 끝났을 터이니 아무리 성장을 도와주는 약을 먹더라도 효과가 없을 것이라고 말이다. 그런데도 야마모토상은 한약을 먹어보고 싶다는 자신의 뜻을 굽히지 않았다. 한사코 약을 지어 달랜다. 워낙 바람이 강해서 할 수 없이 내가 한발 물러서야만 했다.

우선 그의 몸 상태를 진찰해보니 만성 비염 증세가 있었다. 그 친구가 원하는 만큼 키가 안 자랐다면 그 질환이 원인일 수도 있다. 몸 안에 지속적인 염증이 있으면 그것을 낫게 하기 위해 성장으로 가야 할 에너지를 소모하게 된다. 게다가 비염은 성장호르몬 분비에 필수적인 깊은 잠을 방해하기 때문에 바른 성장을 위해 반드시 고쳐줘야 한다. 그 친구의 경우도 우선 비염 증세를 치료하면서 3개월분의 성장 한약을 처방해줬다. 그리고는 일본으로 돌아갔는지 소식을 들을 수 없었다.

다시 1년쯤 흘렀을까. 한 일본 학생이 우리 한의원을 찾아왔다. 이번에도 그는 19살이었고 성장을 도와주는 한약을 지어 먹고 싶다고 했다. 우연치고는 경우가 너무 똑같아 의아한 내게 그 친구가 자초지종을 이야기하기 시작했다. 새로 온 이 젊은 친구는 1년 전 우리 의원에 들러 성장치료를 원했던 야마모토상의 소개로 왔노라고 했다.

이야기를 들어보니 야마모토상은 우리 한의원에서 약을 지어 먹고 키가 3cm 더 컸다고 한다. 놀라운 일이 아닐 수 없다. 현대 의학에서 좀처럼 벌어지기 어려운 기적과 같은 사례였다.

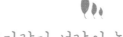

따라잡기 성장의 놀라운 예외

아이들에게 평균값이나 검사 수치는 별 의미가 없는 것도 같다. 이론적으로는 그런 결과가 나올 수 없음에도 실제 현실에서 기적 같은 일이 벌어진 것이다. 현대 의학의 견지에서는 사실상 불가능한 야마모토상의 사례를 보며, 나는 불변의 진리처럼 고수해온 전문 의학 지식이라는 일종의 고정 관념을 깨고 아이들을 보는 내 시각의 지평을 넓혀야 하는 게 아닌가 하는 생각까지 들었다.

더불어 사람은 다른 많은 이론들보다 자기 자신이 직접 체험했던 것을 더 믿는 경향이 있나 보다. 좀 더 어린 나이에 오는 게 좋다고 내가 아무리 설명을 해도 야마모토상과 그의 친구는 19세라는 나이가 성장 치료의 적기라는 생각을 했는지도 모르겠다.

그러나 이 사례는 소개하기 조심스러운 면이 없지 않다. 성장기 동안 키가 많이 크지 못하고 성장판이 닫혀버린 수많은 아이들에게 괜한 희망을 줄 수 있기 때문이다. 세상에는 우리가 이해할 수 없는 불가사의한 일이 적지 않다. 이 사례 역시 그런 범주에 속하는 예외 사례임을 다시 한 번 강조한다.

키 성장을 돕는
꾸준한 운동 습관

　아이들이 바르게 성장하기 위해서는 고른 영양분의 섭취, 충분한
수면과 더불어 적당한 운동을 병행해주어야 한다. 아이가 잘 클 수
있도록 평소 바른 운동습관을 길러주면 성장호르몬 분비를 돕고 성
장판을 자극하여 아이의 키 성장은 물론 성장기 체력 향상에도 도
움이 될 것이다.

　그런데 안타깝게도 요즘 대부분의 아이들은 운동할 시간이 없다.
마음껏 뛰어놀아볼 기회가 없었으니 운동도 잘 못하는 아이들이 많
다. 우리 부모들이 어렸을 때만 해도 일주일에 최소 두세 번 이상의
체육수업이 있어 학교 수업만 잘 들어도 규칙적인 운동이 가능했
다. 하지만 이제는 체육 시간이 있더라도 수행평가를 위한 준비 시

간일 경우가 적지 않다. 그나마 수행평가가 끝나면 국영수 같은 주요 과목의 시험공부를 위한 자율학습으로 대체되는 일이 비일비재하다고 한다.

그렇다고 운동을 아예 포기할 수는 없다. 운동 부족으로 체력이 약해진 아이들에게 보양식이나 영양제만 먹인다면 오히려 영양과잉으로 키는 자라지 않고 비만의 우려만 높일 수 있다. 어렸을 때부터 운동하는 습관을 반드시 만들어주어야 한다. 운동이 일상의 일부가 되어버리면 따로 시간을 내지 않더라도 습관처럼 운동하는 게 가능해지기 때문이다. 운동하는 습관을 통해 건강을 지키고 쑥쑥 자라게 하는 방법을 알아보자.

운 동 전 주 의 사 항

아이에게 운동하는 습관을 만들어주기 전에 엄마가 반드시 염두에 두어야 할 사항이 있다. 이를 세 가지로 요약해 보았다.

습관은 하루아침에 생기는 게 아니다

평소 운동이라고는 전혀 안 하던 아이에게 어느 날 갑자기 "자 이제부터 운동해, 시작!"하고 강요한다면 오히려 역효과만 불러올 수 있다. 운동에 흥미가 없거나 익숙하지 않은 아이가 운동과 친해질 수 있도록 처음에는 일주일에 2~3번으로 시작해서 서서히 운동 횟수와 시간을 늘려나가는 것이 좋다.

벼락치기 운동은 바람직하지 않다

한 달에 한두 번 몰아서 장시간 동안 운동을 하기 보다는 짧고 가벼운 운동이라 해도 반복적으로 꾸준히 하여 운동 습관을 기르는 것이 체력 향상에 도움이 된다.

지나친 운동은 건강에 해롭다

운동 습관이 길러지지 않은 아이들은 기초 체력이 다져지지 않아 몸이 약하기 마련이다. 처음부터 강도 높은 운동으로 시작한다면 아이가 다칠 위험성도 높다. 과도한 운동은 근육과 인대에 무리를 줄 수 있기 때문이다. 이는 자칫 성장판 손상으로 인한 2차 피해를 불러올 수도 있다. 운동 시간은 아이가 부담이 되지 않는 선에서 한 번에 30분~1시간 정도로 정해두는 것이 좋다. 아이가 운동을 많이 힘들어한다면 그보다 조금 더 줄여도 무관하다. 운동은 짧게라도 꾸준히 한다는 생각을 갖자.

성장에 도움이 되는 운동들

어떤 운동이든 꾸준히 즐기면서 할 수 있다면 종류를 가릴 필요는 없다. 그러나 키를 키우기 위한 운동이라면 성장판을 자극할 수 있는 하체 중심의 운동을 권장하고 싶다. 하체를 많이 움직이게 되는 운동으로는 태권도, 제자리높이뛰기, 줄넘기, 농구, 스키, 발레 등을 들 수 있다. 이런 종류의 운동들은 키 성장이 가장 많이 이루어지는 무릎 관절과 발목 관절 부위의 성장판을 집중 자극하고 주변의 근력이 증진될 수 있게 도와준다.

참고로 키 성장과 관련이 있는 하체 부분에서 성장이 일어날 때는 무릎 뼈 부분이 65%로 가장 많이 자라고, 발목 뼈에서 20%, 허벅지 뼈에서 15%가 자란다.

반면 상체 중심 운동인 헬스, 유도, 씨름, 역도 등은 주로 근력을 키워주기 때문에 키 성장에 필요한 에너지를 필요 이상으로 빼앗길 수 있으니 성인이 된 후에 하는 편이 바람직하다. 성장을 돕는 운동에 대해 좀 더 자세히 알아보자.

비만까지 예방되는 유산소 운동

소아비만은 비만 자체로도 문제일 수 있지만 성조숙증을 일으키는 주요 원인으로 꼽힌다. 성조숙증은 키 성장을 일찌감치 멈추게 하므로 바른 성장을 위해서는 평소 체중관리를 해주는 것이 필수이다. 아이가 과체중의 위험이 있다면 걷기 운동이나 조깅 등의 유산소 운동을 함께 하는 것이 좋다. 유산소 운동은 지방 분해 효과가 높을 뿐 아니라 심폐기능과 지구력, 집중력 향상에도 도움을 준다.

성장판에 자극을 주는 점핑 운동

점핑 운동은 성장판을 자극하기 때문에 키가 쑥쑥 자랄 수 있도록 돕는다. 점핑운동의 종류로는 줄넘기, 농구, 배구, 배드민턴, 트램펄린 등이 있다. 종류가 여러 가지이니 아이에게 하나씩 차례로 경험하게 해준 후, 취향에 맞는 운동을 선택하여 지속적으로 할 수 있게 해준다. 순서를 정해 바꿔가며 다양하게 운동해 보는 것도 괜찮다.

관절을 유연하게 하고 혈액순환과 숙면을 돕는 스트레칭

스트레칭은 근육의 수축과 이완 작용을 원활하게 만들고, 관절을 부드럽게 해주어 움직임의 범위를 넓혀주는 등 유연성을 길러준다. 운동 전 스트레칭은 운동 중에 생길 수 있는 부상을 방지해주며 스트레칭을 꾸준히 하면 키 성장에 도움이 될 수 있다. 또한 혈액순환을 촉진하는 대표적인 운동으로 잠자리에 들기 전에 스트레칭을 하면 하루 동안 쌓인 근육의 피로를 풀어주어 숙면을 돕는 역할도 한다.

키 성장에 도움이 되는 여러 가지 운동을 살펴보았지만, 가장 좋은 것은 실생활 속에서 꾸준히 실천하는 일이다. 운동을 일상의 일부로 삼아야 한다. 운동이 일상의 습관이 되기 위해서는 우선 부담이 없어야 한다. 언제 어디서든 특별한 운동복이나 운동기구 없이도 손쉽게 해낼 수 있는 계단 오르기와 스트레칭은 그런 면에서 상당히 장점이 많은 운동들이다. 그중 계단 오르기는 앞서 살펴본 하체 위주의 운동에 속하므로 아이의 키 성장에도 유익하다. 집이나 학교에서 계단을 이용하여 할 수 있는 운동이므로 접근성이 좋다는 장점도 있다.

집에서 쉽게 따라하는
성장 체조

스트레칭의 경우는 매일 잠자기 전 10분 정도만 시간을 내어 꾸준히 행하면 신체의 균형이 맞춰져 아이들이 바른 자세로 성장할 수 있게 해준다. 스트레칭은 연령대별로 적합한 동작들이 따로 있는데 키 성장이 중요한 우리 아이들에게는 성장체조가 권장된다. 성장체조는 어떤 동작들로 구성되어 있을까.

팔 다리 쭉쭉 뻗기

전신근육, 관절, 연골을 늘려줘 성장에 도움을 주는 동작

운동순서

❶ 1. 바닥에 눕는다.

❷ 두 손을 깍지 끼고 팔을 위로 올린다.

❸ 팔과 발 끝을 반대방향으로 몸을 쭉 늘려준다.

❹ 이 자세를 10초간 유지한다.

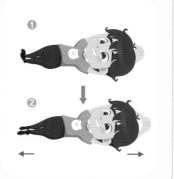

무릎 굽혀 안기

무릎과 고관절의 성장판을 자극해주고 근육과 인대의 긴장을 풀어주는 동작

운동순서

❶ 편안히 앉아 양 손에 깍지를 낀다.

❷ 무릎을 뒤를 잡아 가슴쪽으로 당겨준다. 이때, 허리를 꼿꼿하게 세운다.

❸ 이 자세를 10초간 유지하고 원상태로 돌아온다.

❹ 반대쪽도 동일하게 시행한다.

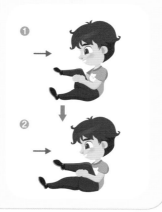

엉덩이 위로 들기

척추 주변의 근력을 강화시켜 주고 척추 균형을 바로잡아주는 동작

운동순서

❶ 바닥에 눕는다.

❷ 양쪽 무릎을 굽힌다.

❸ 그 상태에서 엉덩이와 허리를 위로 들
어올린다. 이때, 엉덩이와 허리가 일직
선이 되게 한다.

❹ 이 자세를 15초간 유지하고 천천히 내
려온다.

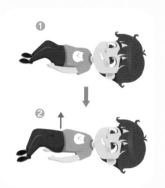

다리 굽혀 몸통 돌리기

척추 성장판을 자극해주고 유연성을 늘려주는 동작

운동순서

❶ 누운 상태에서 양 손을 옆으로 벌린다.

❷ 한 쪽 다리의 무릎을 굽힌 채로 들어
반대 방향으로 틀어준다. 이때, 얼굴을
무릎을 돌린 방향 반대로 돌려주고 골
반이 돌아가지 않게 한다.

❸ 이 자세를 10초간 유지한다.

❹ 반대쪽도 동일하게 시행한다.

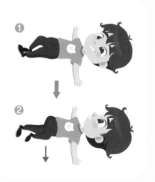

엎드려 허리 젖히기

목부터 꼬리뼈까지 척추를 늘려주어 성장판을 자극해주는 동작

운동순서

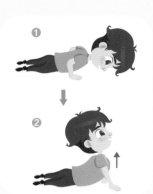

❶ 바닥에 엎드린다.

❷ 양 손바닥을 가슴 위치에서 바닥 쪽으로 댄다.

❸ 팔꿈치를 똑바로 펴며 천천히 일어난다.

❹ 하체는 고정된 자세를 유지하고, 팔이 쭉 펴질 때까지 일어난다. 이때, 시선은 정면을 향한다.

❺ 이 자세를 10초간 유지한다.

뒤로 발목 잡기

허리와 팔다리의 유연성을 높여주는 동작

운동순서

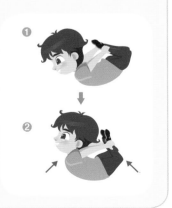

❶ 바닥에 엎드린다.

❷ 양 손을 등 뒤로 뻗어 발목을 잡아준다.

❸ 손으로 발목을 잡은 채로 상체와 다리를 최대한 위로 들어올린다. 이때, 고개를 너무 뒤로 젖히지 않게 한다.

❹ 이 자세를 10초간 유지한다.

등 늘려주기

굽은 어깨를 펴주고 척추를 자극해주는 동작

운동순서

❶ 무릎을 꿇고 앉는다.

❷ 양 팔을 앞으로 뻗어 천천히 고개를 숙인다.

❸ 얼굴과 가슴이 바닥에 닿을 때까지 내려간다.

　이때, 자연스럽게 엉덩이를 살짝 들어준다.

❹ 이 자세를 10초간 유지한다.

❺ 올라올 때는 엉덩이를 내리면서 천천히 올라

　온다.

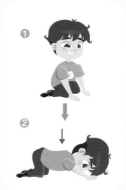

상체 굽히기

척추와 다리 근육, 인대를 쭉쭉 늘려주어 스트레칭 시켜주는 동작

운동순서

❶ 다리를 쭉 피고 앉는다.

❷ 팔을 펴고 등이 구부러지지 않도록 주

　의하여 상체를 앞으로 숙인다.

❸ 스스로 버틸 수 있을 정도까지만 내려

　간다.

❹ 이 자세를 10초간 유지한다.

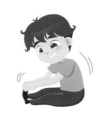

다리 옆으로 늘리기

고관절과 척추의 경직된 근육을 풀어주는 동작

운동순서

❶ 자리에 앉는다.

❷ 다리를 양 옆으로 자신이 벌릴 수 있을만큼
　넓게 벌린다.

❸ 두 손으로 양 발 끝을 잡고 상체를 앞으로
　숙인다.

❹ 이 자세를 10초간 유지한다.

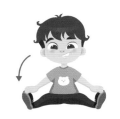

발 끝 당기기

무릎과 발목의 성장판을 자극해 주는 동작

운동순서

❶ 자리에 앉는다.

❷ 한 쪽 무릎을 세워 구부리고, 다른 쪽 다리
　는 곧게 편다.

❸ 굽힌 무릎을 깍지 낀손으로 잡는다.

❹ 허리를 펴고, 곧게 편 다리의 발 끝을 몸쪽
　으로 당긴다.

❺ 이 자세를 10초간 유지한다.

❻ 반대쪽도 똑같이 시행한다.

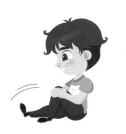

양 손 하늘로 뻗기

전신의 근육을 이완시켜주고 순환을 도와주는 동작

운동순서

❶ 양 발을 모은 상태로 서서 정면을 바라
본다.

❷ 까치발을 들며 동시에 양 손을 하나로
모아서 위로 쭉 뻗는다.

❸ 이 자세를 10초간 유지한다.

❹ 이 동작은 다른 체조 동작 사이에 시행
하면 좋다.

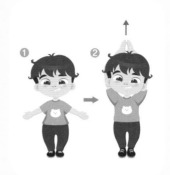

옆구리 굽히기

옆구리 근육을 풀어주고 척추의 정렬을 바로잡아주는 동작

운동순서

❶ 양 발을 모은 상태로 서서 정면을
바라본다.

❷ 두 팔을 머리 위로 나란히 올려 양
손을 하나로 모은다.

❸ 상체가 앞으로 숙여지지 않도록
주의해서 옆으로 굽힌다.

❹ 이 자세를 10초간 유지한다.

❺ 반대쪽도 똑같이 시행한다.

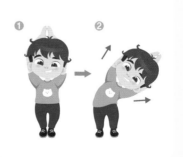

투명줄넘기

성장판에 적당한 자극을 주고 호흡기계, 순환기계를 튼튼하게 해 주는 동작

운동순서

❶ 줄넘기 하는 자세로 선다.

❷ 마치 줄넘기를 하듯 제자리에서 팔을 돌리면서 빨리 점프한다.

❸ 이 동작을 3~5분 정도 시행한다.

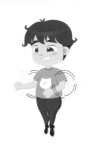

심호흡하기

온 몸의 긴장을 풀고 기운을 안정시켜주는 동작

운동순서

❶ 다리를 모아 편안하게 선다.

❷ 천천히 숨을 들이마시면서 가슴을 열고 손을 하늘로 크게 뻗는다.

❸ 다시 천천히 숨을 내쉬면서 손을 내려준다.

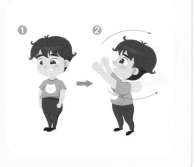

자료 출처: 하우연 홈페이지

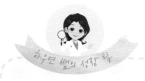

하루 10분, 스트레칭의 힘

❶ 혈액 순환에 좋아요

오랜 시간 같은 자세로 책상 앞에 앉아 공부하는 아이들. 스트레칭을 하면 경직된 관절을 풀어주고 근육을 이완시켜 혈액순환에 도움이 됩니다.

❷ 운동 전, 부상을 방지해줘요

스트레칭으로 관절의 가동 범위를 늘려주고 이완시켜 준 후 운동을 시작하면 부상을 방지할 수 있어요. 운동선수들도 본 경기 전 스트레칭에 많은 시간을 투자한답니다.

❸ 잘못된 자세를 교정할 수 있어요

의자에 앉아 공부할 때 바른 자세를 유지하려고 노력해도 시간이 흐르면 점차 자세가 흐트러질 수 있습니다. 이때 스트레칭을 통해 척추를 늘려주면 비뚤어진 골격의 균형을 바로잡아줄 수 있답니다.

❹ 피로 회복을 도와요

잠들기 전 스트레칭으로 뭉친 근육을 풀어주면 피로 회복과 숙면에 도움을 줍니다.

❺ 성장판을 자극해줘요

스트레칭은 뼈와 뼈 사이의 연골을 튼튼하게 만들어주고 성장판을 자극하는 역할을 해요. 성장호르몬 분비를 촉진시키는 역할도 한답니다.

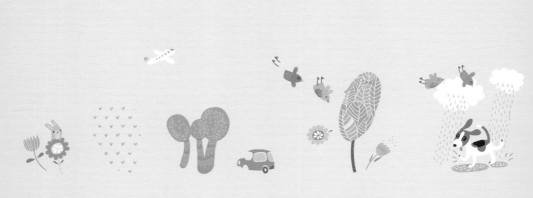

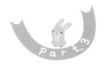

성조숙증 막고
키 성장 쑥쑥 레시피

"매운맛은 흩어지게 하고, 신맛은 거둬들인다. 단맛은 완화시키고 쓴맛은 단단하게 한다. 짠맛은 연하게 만든다. 다섯 가지 맛을 비록 입이 탐하여 먹고 싶다 해도 반드시 자제하여 지나치지 않도록 해야 한다. 지나치면 정기(正氣)를 상하게 된다."

〈황제내경〉

성조숙증 예방하고 키 성장 돕는
식단 구성 원칙 4가지

성조숙증이나 성장부진은 영양소 섭취의 균형이 깨지거나, 평소 영양 가치가 없는 해로운 음식 위주의 섭생에 의해 나타나는 결과인 경우가 많다. 환경호르몬이나 첨가제 등 아이들의 몸 내부 환경을 교란시키는 유해 성분이 들지 않은 신선한 재료를 골라, 영양소를 파괴하거나 암 등의 병증을 일으키는 조리법을 피해서 건강하게 조리한 엄마의 정성 담긴 음식들이야말로 성조숙증을 예방하고 올바른 성장을 할 수 있게 하는 좋은 음식이다. 여기에 성조숙증을 유발한다고 알려진 음식들을 되도록 피하고, 성조숙증 예방에 좋다고 알려진 음식을 적극 곁들인다면 금상첨화일 것이다.

성조숙증을 예방하고 올바른 성장을 이루게 해주는 식단 구성 원칙 네 가지를 알아보자.

성조숙증 예방과 성장을 동시에 잡는
식단 구성 원칙 4가지

① 필수영양소를 모두 포함하는 균형 잡힌 식단을 짠다.

② 성조숙증 예방에 효능이 있는 식품을 적극 활용한다.

③ 싱싱하고 무해한 재료를 사용한다.

④ 건강한 조리법으로 요리한다.

① 필수영양소를 모두 포함하는 균형 잡힌 식단을 짠다

인체가 성장을 하거나 정상적인 생리 기능을 유지하기 위해서 꼭 필요하지만 체내에서 합성이 되지 않기 때문에 반드시 음식으로 섭취해야 하는 영양소를 필수영양소라고 한다. 필수영양소로는 탄수화물, 단백질, 지방, 비타민, 무기질 등 5대 영양소가 있다. 이중 어느 한 가지라도 부족하면 아이들이 제대로 성장할 수 없으므로 다섯 가지 영양소가 골고루 들어갈 수 있도록 식단을 짜야만 한다.

필수영양소를 포함한 식품들은 보통 6가지 식품군으로 나뉜다. 6가지 식품군은 곡류, 고기·생선·달걀·콩류, 채소류, 과일류,

우유·유제품류, 유지·당류이다. 이중 곡류는 탄수화물을 공급하는 식품군으로 에너지를 내는 역할을 한다. 고기·생선·달걀·콩류는 주로 단백질을 공급하는 식품군으로 뼈와 근육을 형성하는 성장기의 아이들은 매 끼니마다 반드시 이 중 한 가지 이상을 식단에 넣어야 한다. 또한 식물성 단백질만으로는 성장에 필요한 영양소를 모두 충족하기 힘든 만큼 동물성 단백질을 포함하는 게 좋다. 채소류는 주로 반찬으로 이용되며 비타민, 무기질, 식이섬유소를 공급하는 식품군이다. 후식과 간식으로 먹게 되는 과일류 역시 비타민, 무기질, 식이섬유소를 공급한다. 우유·유제품류는 칼슘의 공급원이 되는 식품군인데 특히 아이들의 성장에 필수적이므로 식단에 충분히 반영되어야 한다. 유지·당류는 지방과 탄수화물을 공급하는 식품군으로 에너지를 내는 역할을 하며 조리 시 양념 등의 형태로 음식에 포함된다.

식품 구성 자전거를 이용하여 식단을 짜면 다양한 영양소를 적정 비율로 섭취할 수 있다. 식품구성자전거는 영양소를 골고루 섭취할 수 있도록 하루에 먹어야 할 식품들과 적절한 섭취 비율을 알려주는 그림이다. 바퀴 부분에서 각 영양소가 차지하는 면적은 곧 하루에 한 사람이 섭취해야 할 횟수와 분량에 비례한다.

앞바퀴 부분은 영양소와 함께 생명활동에 꼭 필요한 물을 표시하고 있다. 식품구성을 자전거 모양으로 그린 이유는 영양소 섭취 뿐 아니라 규칙적인 운동도 중요함을 상징적으로 나타낸 것이다.

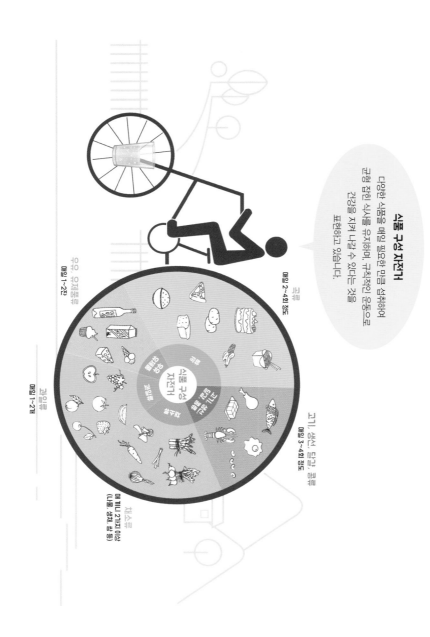

식품 구성 자전거

다양한 식품을 매일 필요한 만큼 섭취하여
균형 잡힌 식사를 유지해야, 규칙적인 운동으로
건강을 지켜 나갈 수 있다는 것을
표현하고 있습니다.

우유·유제품류
매일 1~2잔

곡류
매일 2~4회 정도

고기, 생선, 달걀, 콩류
매일 3~4회 정도

식품 구성 자전거

과일류
매일 1~2개

채소류
매 끼니 2가지 이상
(나물, 생채, 쌈 등)

탄수화물, 단백질, 지방, 비타민, 무기질 등 각 필수 영양소에 대해 알아둬야 할 내용을 살펴보자.

두뇌활동에는 탄수화물이 필수다

당분이 많이 든 음료수와 과자 빵 등의 과다 섭취로 인해 탄수화물은 다이어트의 적이라는 인식이 팽배해 있다. 그러나 영양소로서 탄수화물은 생명활동 유지를 위해 꼭 필요한 에너지원이다. 우리가 근육을 움직여 운동을 한다든지 추위와 더위로부터 몸을 보호하기 위해 체온을 유지하려면 탄수화물이 필요하다.

더 중요한 것은 우리 두뇌가 탄수화물이 없으면 작동을 할 수 없다는 점이다. 탄수화물이 우리 몸속에서 분해되면 포도당이 된다. 우리 몸이 하루에 필요로 하는 포도당의 절반은 뇌가 사용해야 할 분량이다. 뇌는 탄수화물인 포도당만을 에너지원으로 사용하기 때문이다. 머리를 많이 쓰는 수험생 아이들에게는 아침식사를 꼭 챙겨주라는 전문가들의 당부를 흔히 듣는데 바로 이런 이유에서다. 혈중 포도당 농도가 떨어져서 뇌로 에너지 공급이 차단되면 의식불명과 함께 사망의 위험성에 빠질 수도 있다.

그럼에도 불구하고 탄수화물이 마치 건강의 적인 것처럼 오해를 받는 것은 남아돌 만큼 많이 섭취하기 때문이다. 탄수화물이 분해된 포도당이 몸에 꼭 필요한 만큼을 채우게 되면 나머지 포도당은 혈액을 빠져나가 글리코겐이라는 다당류의 형태로 간과 근육에 저장된다. 그러다가 갑자기 에너지가 많이 필요해질 때 이 글리코겐이 다시 포도당으로 바뀌어 사용되는 것이다. 그러나 글리코겐의 양이 포화되어 저장할 공간이 없어지면 포도당이 더 이상 글리코겐화 하지 않고 지방으로 바뀌게 된다. 그런데 이 때 탄수화물이 지방으로 변하여 축적되기는 쉽지만 반대로 지방이 다시 탄수화물로 바뀌어 우리 몸에서 사용되어지는 건 상대적으로 어렵다. 그래서 한 번 찐 살이 잘 빠지지 않는 것이다.

나쁜 탄수화물인 단순당과 좋은 탄수화물인 복합당

탄수화물은 단순당과 복합당으로 나뉜다. 단순당은 화학적 구조가 단순하여 체내에서 빠르게 소화 흡수되면서 혈당을 급히 상승시킨다. 단당류인 포도당과 과당, 이당류인 설탕, 맥아당, 유당 등이 이에 속한다. 맛을 보면 주로 단맛이 느껴지는 식품에 들어있다. 복합당은 단당류가 여러 개 합해져서 이루어진 탄수화물로 전분과 식이섬유소, 올리고당 등이 이에 속한다. 복합당은 대부분 단순당에 비해 단맛이 없다. 복합당이 소화가 되려면 일단 체내에서 포도당으로 다시 분해되어야 하기 때문에 단순당에 비해 소화와 흡수도 느리다. 식이섬유소 같은 경우는 포만감을 느끼게 하면서 소화 흡수의 속도를 늦춰주는 중요한 역할을 하므로 복합당을 섭취하면 단순당을 섭취했을 때에 비해 혈당 상승이 완만하게 이루어진다. 그래서 단순당을 몸에 나쁜 탄수화물이라고 하고 복합당을 몸에 좋은 탄수화물로 표현하기도 한다. 나쁜 탄수화물과 좋은 탄수화물의 차이는 혈당을 급히 올리는가 천천히 올리는가에 있는 것이다.

나쁜 탄수화물인 단순당을 많이 섭취하여 혈당 상승이 빠르게 이루어지면 어떤 점이 우리 몸에 해가 될까? 평소 우리 혈액 중에는 약 0.1%의 포도당이 유지되고 있다. 탄수화물을 많이 섭취하게 되면 혈중 포도당 농도가 짙어져서 혈당이 높아지게 된다. 췌장에서 분비되는 호르몬인 인슐린은 이렇게 높아진 혈당을 낮추는 역할을 한다.

그러나 갑자기 많은 양의 단순당을 섭취하여 빠르게 혈중 포도당 농도가 높아지면 그에 비례해 인슐린도 과하게 분비된다. 인슐린이 많이 나오면 당연히 혈당은 급격히 하락한다. 혈당이 내려가면 우리 몸에선 비상이 걸린다. 빨리 혈당을 정상치로 끌어올려야 하는 것이다. 그렇게 되면 우리 몸은 다시금 달콤한 음식을 찾게 된다.

이런 식으로 혈당 상승→ 인슐린 분비→혈당 하락→단 음식 섭취 →혈당 상승의 과정이 몸 안에서 일어나게 되면 자주 배고픔을 느끼게 되고 자연히 음식 섭취의 빈도가 잦아진다. 이것을 '혈당롤링 현상'이라고 한다. 혈당롤링현상에 의해 음식을 많이 먹게 되면 우리 몸에서 꼭 필요한 에너지원으로 쓰이는 것 이상의 탄수화물을 섭취하게 되어 결국엔 지방으로 저장되어 버리는 것이다. 그런 악순환이 거듭될수록 우리 몸에서는 일종의 당분 중독 증상이 일어나게 된다.

당분 중독증이란?

스트레스가 쌓이면 초콜릿이나 과자, 달콤한 케이크를 정신없이 먹어댄다는 사람들이 종종 있다. 그런데 이것을 단순한 개인의 습성이라고 할 수는 없다. 과학적으로 일리가 있는 행동이기 때문이다. 스트레스를 받으면 우리 몸에서는 코르티솔이라는 호르몬이 나온다. 코르티솔은 우리 몸의 각 기관이 스트레스에 대항할 수 있도록 만들어주는 호르몬이다. 스트레스를 이기기 위해 각 기관에 혈액을 더 많이 보내어 기능을 항진시키고 감각기관을 예민하게 만들어주며, 뇌가 더 빠르고 정확한 판단력을 행사할 수 있도록 혈중 포도당 농도를 높인다. 뇌의 유일한 에너지 공급원은 탄수화물이 분해된 포도당이라는 사실을 상기해보자. 이런 일련의 과정을 통해 스트레스를 받으면 단 것을 먹어 혈당을 높이려는 행동을 하게 되는 것이다.

그런데 이런 상태가 가끔 있는 일이라면 크게 상관없지만 만성적인 스트레스를 받게 되면 몸에 이상이 생긴다. 온몸의 긴장상태가 지속되면서 각 기관에 무리가 가게 되고 끝없는 당분의 섭취로 인해 체중이 늘게 된다. 또한 또 다른 문제가 생겨나게 되는데 바로 탄수화물 중독증인 당분 중독증에 빠지게 된다는 점이다.

당분 중독증은 세로토닌이라는 화학물질과 관계가 있다. 필수아미노산인 트립토판을 재료로 하여 만들어지는 세로토닌은 뇌에 존재하는 신경전달물질이다. 본래 호르몬은 아니지만 행복한 감정을 느끼게 해주는 역할로 인해 행복호르몬이라고도 불린다. 주로 식욕이 나게 하거나 어떤 음식물을 먹을지 취사선택에 관여하며 탄수화물의 섭취와 관련이 있다. 또한 수면과 기억력 등에 영향을 미치고 기분을 조절하는데, 세로토닌이 부족하면 우울증이 생긴다. 세로토닌이 증가하면 식욕이 떨어지게 되고, 감소하면 식욕이 증가한다. 당 섭취가 늘어나면 인슐린의 과다 분비에 의해 결과적으로 세로토닌 농도가 올라가게 되는데 이런 현상이 일어나게 되는 이유는 무엇인지 알아보자.

지속되는 스트레스로 인해 코르티솔 호르몬이 자주 방출되고 단시간 안에 혈중 포도당 농도를 높이기 위해 우리 몸이 나쁜 탄수화물인 단순당을 섭취하게 되면 혈당을 정상으로 유지하기 위해 인슐린이 분비되는 혈당롤링현상이 일어난다. 인슐린은 간이 포도당을 새로 생산하는 일은 억제시키고, 근육이나 지방 조직 같은 말단 조직에서 포도당을 더 많이 사용하게 하는 방식으로 혈당을 억제시킨다. 또한 혈액 속 아미노산을 몸의 근육 및 여러 조직들로 운반하는 작용을 한다.

혈당 롤링 현상에 의해 인슐린이 과하게 분비되면 혈당 뿐 아니라 인슐린이 관여하는 단백질 대사도 활발하게 일어나게 되는데 이때 뇌에서 세로토닌과 멜라토닌을 만들 때 사용되는 필수 아미노산인 트립토판을 제외한 많은 양의 아미노산이 소비된다. 상대적으로 인슐린이 많이 분비되면 될수록 다른 아미노산에 비해 혈중 트립토판의 양은 남아돌 정도의 농도가 된다. 이렇게 과포화 된 트립토판이 뇌로 이동하여 세로토닌을 만들어내는 것이다.

결과적으로 달콤한 음식을 먹으면 급격한 세로토닌의 증가로 인해 기분이 좋아지고 안정감을 얻게 된다. 일시적으로 스트레스가 확 풀리는 것 같은 해방감도 느껴진다. 그러나 이것은 말 그대로 일시적인 현상일 뿐이다. 갑자기 분비되었던 세로토닌이 또 다시 급격히 감소하게 되면 오히려 평소보다 더 우울한 기분에 빠져들기 쉬워진다.

그런 메카니즘 속에서 스트레스가 자꾸만 반복되어 코르티솔 호르몬이 분비되고, 더불어 세로토닌의 분비도 잦아지면 우리 몸은 세로토닌이 사라진 후의 우울감에서 벗어나기 위해 점점 더 단 것을 찾게 된다. 그러다 보면 단 음식을 어지간히 먹어서는 만족감이 들지 않는 상태가 되어버린다. 점점 더 자극적이고 강도가 세며 많은 양의 단맛을 원하게 되는 것이다.

그 정도 상태가 되면 단 것을 먹지 않을 수가 없다. 일종의 금단현상이 일어나 단 것을 섭취하지 않을 경우 초조하고 불안하며 감정의 조절이 어려워지기 때문이다. 당의 섭취가 지나쳐 당분 중독 증세까지 발전하게 되면 당을 섭취할 때마다 뇌 속에서 쾌감과 보상을 담당하는 중추에 작용하는 신경전달물질인 도파민이 분비된다는 연구결과도 있다. 이는 마치 마약에 중독되는 것과 같아진다는 의미이다.

당분 중독증에 걸리면 지나친 당 섭취로 인해 소아비만을 유발하고, 심혈관 질환과 당뇨병 위험을 증가시키며, 탄수화물에 대한 과한 집착으로 다른 영양소를 섭취할 기회를 잃게 하여 성장 장애를 일으킬 수 있다. 당을 좋아하는 대장 내 나쁜 세균들의 증식을 도와 장 건강을 해칠 우려도 있다.

대장 건강을 지켜주는 식이섬유소

나쁜 탄수화물인 단순당은 주로 흰 쌀밥이나 당분이 들어간 음료수, 빵, 과자 등 가공식품에 들어있다. 그에 비해 좋은 탄수화물인 복합당은 현미, 보리, 귀리, 메밀, 옥수수, 수수, 기장, 통밀 등 도정이 되지 않은 곡식인 전곡류와 현미, 채소, 해조류 등 식이섬유소가 많은 식품에 들어있다.

식이 섬유소는 사실 우리 몸에서 소화 흡수가 전혀 되지 않는 성분이다. 그럼에도 불구하고 당당하게 하나의 영양소로 분류된다. 그 이유가 뭘까. 식이 섬유소는 우리 몸에 이로운 여러 가지 작용을 한다. 우선 식이섬유소를 섭취하면 포만감을 주어 다른 음식의 섭취량을 줄여주는 역할을 한다. 반면 같은 중량의 다른 음식에 비해 열량이 적은 탓에 비만을 막아준다. 또한 앞서 적은 것과 같이 혈당을 천천히 올리기 때문에 인슐린 분비를 자극하지 않아 궁극적으로 당뇨병 예방 효과가 있다. 위에서 소화되지 않는 식이 섬유소는 대장까지 그대로 내려가게 되는데 이때 체내의 해로운 물질을 흡착하여 배출하는 등 대장기능을 개선해주기도 한다. 또한 담즙과 결합하여 체외로 배출시키는 작용을 통해 혈중 콜레스테롤 제거에도 기여한다. 우리 몸이 식이 섬유소에 의해 줄어든 담즙을 보충하기 위해 다시 만들어내려면 몸 안의 콜레스테롤이 사용되기 때문이다.

일반적으로 우리가 하루 식사 중 섭취할 수 있는 분량의 식이섬유소가 문제를 일으키는 경우는 별로 없다고 알려져 있다. 그러나 지나친 식이섬유소 섭취는 장이 약한 아이들에게 복부팽만을 일으킬 수 있고 과민성대장증후군이 있는 경우 장에 무리를 줄 가능성도 있다. 무어든 지나치면 모자라는 것만 못한 법이므로 아무리 건강에 좋은 식이섬유소라고 해도 적당히 섭취하는 것이 더 현명한 방법일 것이다.

좋은 탄수화물 vs 나쁜 탄수화물

좋은 탄수화물	나쁜 탄수화물
통밀빵, 유기농밀가루, 현미밥, 잡곡밥 등의 정제되지 않은 잡곡으로 만든 음식, 메밀국수, 당분 낮은 과일, 땅콩, 호두, 아몬드, 은행, 잣 등의 견과류	백색 밀가루, 백설탕, 흰쌀, 당분 많은 과일, 탄산음료, 패스트푸드(햄버거, 피자 등), 믹스커피, 가공된 과일주스, 과자 등

자료 출처: 국가건강정보포털 의학 정보

Part I 에서 살펴본 바와 같이 성조숙증과 그에 따른 성장부진의 원인이 되는 소아비만의 가장 위험한 점은 식사의 패턴이 그대로 습관화된다는 사실이다. 어린 시절 입맛을 성인이 되어 바꾸기는 어렵다. 누구든 어린 시절에 먹던 맛을 그리워하며 어른이 되어서도 꼭 그와 비슷한 음식을 먹어야만 정서적 포만감을 느끼게 되기 때문이다. 그렇다 보니 식단을 구성할 때 제일 첫 번째 고려해야할 사항은 아이들이 나쁜 탄수화물에 중독되지 않게 신경을 쓰는 일이다.

몸의 조직을 만들어주어 성장에 꼭 필요한 단백질

단백질은 우리 몸의 조직을 만드는 구성 성분이고 생명활동에 필요한 각종 화학반응의 효소 역할을 하며 아플 때 항체를 형성하는 등 면역작용을 담당한다. 단백질이 없다면 몸의 세포 조직이 새로 생기는 것이 불가능하므로 아이들이 성장하는 데 없어서는 안 될 필수적인 영양소이기도 하다.

그런데 반드시 알아두어야 할 것이 있다. 단백질을 섭취하면 우리 체내에서 아미노산으로 분해된 뒤에 흡수되거나 이용된다. 아미노산은 여러 종류가 있는데 그중 체내에서 합성되지 않거나 극히 적은 양이 합성되기 때문에 우리 몸에서 필요한 만큼을 얻으려면 반드시 음식물로 섭취해야 하는 것들이 있다. 이것을 필수 아미노산이라 부른다. 필수 아미노산이 한 가지라도 부족하면 체내에서 단백질 합성이 일어나지 않는다. 이에 비해 체내에서 합성될 수 있는 아미노산을 비필수 아미노산이라고 한다.

필수 아미노산은 트립토판, 발린, 류신, 이소류신, 라이신, 메티오닌, 트레오닌, 페닐알라닌, 히스티딘, 아르기닌 등이 있다. 그런데 그중 주목해야할 아미노산이 있다. 바로 아르기닌이다. 아르기닌의 주요 작용 중 하나가 성장호르몬 분비를 촉진하는 것이다. 본래 몸에서 합성되므로 성인의 기준으로 보자면 비필수 아미노산에 속한다. 그러나 성장기 아이들의 경우는 아르기닌이 필수 아미노산으로 분류되고 있다. 몸 안에서 합성되는 것만으로도 필요한 양을 채울 수 있는 성인들과 달리 성장기 아이들은 성장호르몬의 활발한 방출을 위해 보다 많은 양의 아르기닌이 필요하기 때문이다. 그러므로 아이들은 아르기닌을 반드시 음식을 통해 보충해주어야 한다.

필수 아미노산은 콩이나 곡류 같은 식물성 단백질보다 쇠고기, 돼지고기, 닭고기, 생선, 달걀, 우유, 치즈 등 동물성 단백질에 많이 들어있다. 식물성 단백질도 각각의 효능과 장점이 있지만 성장을 위해서는 동물성 단백질을 반드시 섭취하게 해야 한다. 단, 기름기 없는 부위를 잘 선택하여 필요 이상의 동물성 지방 섭취를 주의하자.

기름기 많은 동물성 지방은 사절!

성장에 필요한 필수 지방산을 챙겨라

지방은 비만의 주요 원인으로 꼽히기 때문에 섭취하지 말아야 할 대표적인 혐오 식품으로 여겨지는 측면이 있다. 그러나 지방은 사실 우리 몸에 꼭 필요한 성분이다. 우리가 활동하는 데 필요한 에너지원이고, 호르몬을 만들어내기도 한다. 세포막을 구성하는 중요한 성분이며 뇌의 80퍼센트도 지방으로 구성되어있다. 지용성 비타민인 비타민A,D,E,K의 흡수를 돕는 역할도 한다. 지방을 과도하게 섭취하는 것이 문제를 일으키는 것이지 지방 자체가 문제인 것은 아니라는 점을 명심하자. 단백질과 마찬가지로 성장기 아이들에게 지방이 부족하면 성장 부진이 일어난다. 하루 총 에너지 섭취량의 15~30%는 지방으로 섭취하는 게 좋다. 성인의 하루 필요 열량인 2000kcal를 기준으로 본다면 지방은 300~600kcal를 섭취해야 하는 것이다.

포화지방과 불포화지방

지방 중에서도 심장병, 고혈압, 동맥경화 등의 질환을 일으키기 때문에 피해야 할 지방이 있고, 반드시 섭취해야만 하는 지방도 있다. 그렇다면 어떤 종류의 지방을 먹어야 할까. 지방은 동물성 기름인 포화지방과 식물성 기름인 불포화지방으로 나뉜다. 포화지방이란 실온에서 고체 상태로 존재하는 지방을 말한다. 그에 비해 불포화지방은 액체 상태로 존재한다. 포화지방은 주로 쇠고기, 돼지고기 같은 붉은 색 육류의 기름 부위나 기타 동물성 식품, 버터, 치즈, 쇼트닝 등에 많이 들어있고 불포화지방은 참기름, 들기름, 올리브유 등 식물성 유지와 등 푸른 생선 등에 주로 들었다.

우리는 보통 그중 포화지방이 건강에 좋지 않고 불포화지방이 건강에 좋으니 되도록 불포화지방을 먹으라는 이야기를 수도 없이 들어왔다. 그러나 왜 포화지방이 건강에 안 좋은지에 대해서는 대충 알거나 잘 모르는 경우가 많다. 포화지방이 몸에 좋지 않은 이유는 저밀도(LDL) 콜레스테롤의 수치를 높이기 때문이다. 그에 비해 불포화지방은 고밀도 (HDL)콜레스테롤의 수치를 높인다.

콜레스테롤에 대해 짚고 넘어가 보자

콜레스테롤에 관한 이야기 역시 일상 속에서 숱하게 들어왔다. 하지만 TV 건강프로그램 등에서 패널로 등장한 전문가들의 설명을 몇 번 쯤 들은 것도 같은데 신기하게도 돌아서면 잊어버리게 된다. 어쩌면 이미 알고 있던 내용을 상기하는 차원에서 콜레스테롤에 대해서도 다시 한 번 알아보자. 콜레스테롤은 지방 성분의 일종으로 우리 몸의 세포를 구성하는 중요한 성분이다. 면역조절 및 항염증 작용을 하고, 단백질과 지방을 분해하여 에너지를 만드는 역할을 하는 스테로이드 호르몬과 영양분의 소화, 흡수를 돕는 담즙산의 원료이기도 하다.

간이 지방산에서 콜레스테롤을 합성해내면 콜레스테롤은 저밀도(LDL) 콜레스테롤 형태로 혈관을 통해 각 세포로 이동하게 된다. 저밀도 콜레스테롤이 콜레스테롤을 세포로 이동시켜주는 공급자의 역할을 한다면, 반대로 세포에서 쓰고 남은 콜레스테롤을 간으로 되가져 와 분해되게 하는 청소부 역할을 하는 것은 고밀도(HDL) 콜레스테롤이다. 콜레스테롤은 무조건 나쁜 게 아니라 나쁜 것도 있고 좋은 것도 있다는 항간의 이야기는 바로 이 두 종류의 콜레스테롤을 두고 하는 말이다. 이 과정에서 저밀도 콜레스테롤이 과잉되어 남아돌게 되면 혈관 벽에 쌓이게 되어 동맥경화 등을 일으키는 것이다. 그에 비해 고밀도 콜레스테롤이 많으면 불필요하게 남아도는 콜레스테롤을 제거해주므로 혈관 안이 깨끗해지고, 혈액순환이 원활해진다. 저밀도 콜레스테롤을 높이는 포화지방산이 왜 몸에 안 좋고, 고밀도 콜레스테롤을 높이는 불포화지방산이 왜 몸에 좋은지 이제는 쉽게 이해가 될 것이다.

반드시 섭취해야 할 필수 지방산(EFA)

그런데 여기서 한 가지 더 알아두어야 할 것이 있다. 바로 필수지방산(EFA)에 관한 것이다. 단백질에 필수 아미노산이 있듯 지방에도 필수 지방산이 있다. 단백질의 경우와 마찬가지로 '필수'라는 명칭이 붙은 이유는 몸에서 생성되지 않기 때문에 반드시 외부의 음식으로 섭취되어야 한다는 의미에서이다. 그런데 지방과 지방산은 어떻게 다를까. 지방은 3개의 지방산과 글리세롤로 이루어져있다. 지방산은 지방을 이루는 성분인 것이다. 지방산은 종류가 아주 많은데 글리세롤이 어떤 지방산과 결합하느냐에 따라 포화지방, 불포화지방, 트랜스 지방 등으로 나뉜다.

필수 지방산은 리놀레산, 알파 리놀렌산, 아라키돈산의 세 가지 종류가 있다. 필수지방산은 세포를 둘러싼 보호막이며 외부와 세포질 사이에 물질 수송 통로 역할을 하는 생체막의 구성성분이다. 효소와 작용하여 프로스타글란딘이라는 생리 활성 물질을 만들어내기도 한다. 프로스타글란딘은 장기나 체액 속에 널리 퍼져있으면서 모세혈관 확장이나 자궁 수축·이완 작용, 기관지 근육의 수축·이완 작용, 위액분비 억제 등 여러 가지 생리 작용을 한다. 그런 까닭으로 필수지방산이 부족하면 성장 지연이 일어난다. 또한 피부에 염증이 잘 생기며 심장병, 시력저하, 우울증에 걸릴 확률이 높아진다. 필수지방산은 참기름, 들기름, 콩기름, 옥수수유 같은 식물성 기름과 호두, 잣, 땅콩 같은 견과류, 등 푸른 생선과 연어 등에 많이 들어있다.

건강의 적, 트랜스지방

또 한 가지, 지방과 관련하여 반드시 짚고 넘어가야 할 중요한 사실이 있다. 콜레스테롤만큼이나 매스컴 등에서 유명세를 타고 있는 트랜스 지방에 관한 것이다. 트랜스지방은 액체 상태인 식물성지방에 수소를 넣어 고체 상태인 경화유(硬化油)로 만들 때 생기는 지방이다. 우리가 잘 아는 마가린이나 쇼트닝이 바로 이렇게 만들어진 식용 경화유이다. 공업용 경화유는 비누의 원료 등으로 쓰인다.

식물성 경화유를 만들게 된 이유는 건강을 위해 동물성 기름 대신 식물성 기름을 사용하자는 취지였다. 한때는 마가린이 포화지방이 많아 건강을 해치는 동물성 기름을 대체할 수 있는 건강식품으로 여겨지기도 했다. 또한 쉽게 산패되고 음식을 튀기면 뻣뻣한 촉감을 주는 식물성 액체 기름과 달리 촉촉하고 동시에 바삭한 식감을 높이기 때문에 튀김이나 과자 빵 등의 재료로 많이 사용되었다. 무엇보다 동물성지방인 버터 등에 비해 가격이 싸기도 했다.

그러나 근래 들어 식물성 경화유에 든 트랜스지방이 오히려 동물성 지방인 포화지방보다 훨씬 더 몸에 좋지 않다는 연구결과 등이 발표되면서 사태가 역전되었다. 트랜스지방은 많아지면 좋지 않은 혈중 저밀도 콜레스테롤의 수치를 높이고, 혈관을 깨끗이 해주는 고밀도 콜레스테롤의 수치는 낮춘다. 그 결과 트랜스지방을 많이 섭취하면 협심증, 동맥경화, 심근 경색, 뇌졸중 같은 심혈관 계통 질환 위험성도 급증한다. 또한 각종 암과, 알레르기, 당뇨병 등을 유발하고 노화를 촉진한다는 연구결과도 있다. 그런 이유로 이제는 세계 여러 나라에서 국가적 차원으로 하루 섭취량을 규제하거나 트랜스 지방을 함유한 식품의 경우는 반드시 함량 표시를 의무화하고 있다. 트랜스 지방을 건강의 적으로 인식하고 있는 것이다. 세계보건기구(WHO) 역시 트랜스 지방의 하루 섭취량을 총열량 섭취량의 1% 이내로 제한하고 있다.

그러한 세계적 추세에 발맞춰 일부 제품에서는 제품 포장지에 있는 영양성분 표시 란에 트랜스지방 0g이라는 함량 표시를 자랑스럽게 내세우는 경우도 있다. 어떤 제품은 아예 글자 크기를 크게 강조하여 적기도 한다. 그런데 여기 함정이 있다. 트랜스 지방 0g의 의미는 트랜스지방이 전혀 함유되지 않았다는 게 아니다. 식품의 1회 제공량 당 트랜스지방이 0.2g 미만이면 트랜스 지방 0g으로 표기하는 게 허용되기 때문이다. 그나마 1회 제공량에 0.2g이 함유되어있다는 의미이지, 만약 그 분량을 넘어 많이 먹기라도 한다면 그로 인해 섭취하게 되는 트랜스지방의 함량은 더더욱 늘어날 것이다.

버터보다 저렴하다는 이유로, 혹은 단순히 '식물성 기름'에서 비롯되었다는 이유로 마가린을 버터 대용으로 식탁 위에 놓는 우를 범하지는 말아야 한다. 또한 아침 식사용 샌드위치를 만들기 위해 경화유가 듬뿍 들어간 빵을 산다든지 기껏 비싼 돈 주고 산 유기농 채소 샐러드에 마요네즈를 소스로 얹는 등의 행동을 거리낌 없이 하고 있는 건 아닐까. 평소 아무런 의심 없이 해왔던 식품 구매 행위에 대해서도 꼼꼼하게 점검해볼 필요가 있다. 우리는 우리 아이를 성조숙증으로부터 지키기 위해, 그리고 제때 바른 성장을 할 수 있도록 만들어주기 위해 해로운 성분을 하나하나 따져보는 깐깐한 엄마가 되지 않으면 안 된다.

잠깐! 천연 트랜스 지방에 대해 아시나요?

이 내용은 악명 높게 인식되고 있는는 트랜스지방의 또 다른 이면에 대한 재미 차원의 이야기이다. 트랜스지방이라고 하면 몸에 나쁜 인공 지방으로만 알고 있지만, 자연 속에 존재하는 트랜스지방도 있다. 소나 양, 염소, 낙타처럼 위장에서 되새김질 하는 방식으로 풀을 소화시키는 반추동물들은 미생물에 의한 소화 작용이 이루어질 때 자연적인 수소 첨가 현상이 일어난다. 이렇게 해서 만들어진 지방을 천연 트랜스지방이라고 한다. 천연 트랜스지방은 반추동물의 고기와 우유, 양유, 염소유, 낙타유 및 이것으로 만든 치즈, 버터 등 유제품에 들어있다. 이들 제품이 지닌 총 지방의 5%내외에 해당하는 양이 천연트랜스지방이며 위험성에 대해서는 특별히 알려진 바가 없고, 사람의 몸 안에 들어가면 유익한 물질로 바뀐다는 연구결과가 있다.

비타민과 무기질

비타민과 무기질이 듬뿍 든 신선한 과일과 채소의 섭취도 중요하다. 과일과 채소를 식탁 위에 자주 올리면 식사로 인한 지방 등 과잉 에너지 섭취를 막고 칼륨 성분을 통해 염분의 배출을 돕는다. 하지만 대부분의 아이들은 과일이나 채소보다는 고기를 더 좋아하기 마련이다. 국민 건강 통계에 따르면 우리 국민 4명 중 3명은 과일과 채소의 권장 섭취량이 미달인 것으로 나타났다. 아이들의 경우는 비타민C의 섭취량이 특히 낮았는데 6~11세 어린이의 경우에는 42.1%가, 12~18세 청소년의 경우는 61.3%가 비타민C 섭취량 미달로 조사되었다. 다소 충격적인 수치가 아닐 수 없다. 아이들의 건강과 바른 성장을 위해 식단에 채소와 과일을 많이 포함시킬 필요가 있다. 단, 과일도 지나치게 섭취하면 과일 속에 함유된 당분으로 인해 살이 찐다는 사실을 기억해야 한다.

비타민

탄수화물, 단백질, 지방은 인체 조직과 기관을 구성할 뿐 아니라 몸을 움직이는 중요한 에너지원이다. 그에 비해 비타민은 지극히 소량으로 우리 몸의 생명활동과 여러 가지 기능을 조절한다. 특히 탄수화물, 단백질, 지방, 무기질의 대사가 이루어지기 위해서는 꼭 필요한 영양소이기 때문에 비타민이 부족하면 아이들이 제대로 성장하기 어렵다.

비타민은 다른 모든 영양소들과 마찬가지로 체내에서 만들어지지 않기 때문에 음식을 통해 섭취해야만 한다. 학교 다닐 때 이미 외울 정도로 배운 내용이지만 상기하는 차원에서 떠올려 보기로 하자. 비타민은 물에 녹는 수용성 비타민인 비타민B 복합체와 비타민C, 비오틴, 엽산 등이 있고 기름에 녹는 지용성 비타민인 비타민A, 비타민D, 비타민E, 비타민K, 양배추 등에 들어있는 비타민U 등이 있다. 그런데 이 지점에서 우리가 간과해서는 안 될 것이 바로 비타민이 많이 든 재료의 조리법이다. 식품을 조리할 때 수용성과 지용성이라는 각 비타민의 성질을 잘 기억해두어야 아이들에게 소화가 더 쉽게 되고 영양 성분의 손실 없이 비타민을 섭취하게 해줄 수 있기 때문이다.

가령 수용성 비타민이 함유된 식재료 중 일부는 물에 담가두면 비타민이 물에 녹아버릴 수 있으므로 너무 오랫동안 물속에 잠긴 채 놓아두지 말아야 한다. 예를 들어 쌀을 씻을 때 지나치게 장시간 물에 담가놓으면 쌀눈에 있는 비타민B가 다 빠져나갈 우려가 있다. 되도록 재빨리 씻어 밥솥에 안치는 게 좋다. 수용성 비타민은 열에 약한 특성이 있어 채소를 데칠 때도 숨죽을 정도만 끓는 물에 잠깐 담갔다 놔야 한다.

지용성 비타민의 경우는 열에 강한 특성이 있고 기름에 의해 잘 우러나니 볶거나 나물을 무칠 때 기름을 넣어 요리하는 게 소화 흡수가 잘 된다. 수용성 비타민은 과하게 섭취할 경우 소변으로 빠져나가게 되지만 지용성 비타민은 다량 섭취할 경우 몸에 쌓여 독성을 띠게 된다. 마치 원 푸드 다이어트처럼 지용성 비타민이 든 식품 한 가지만 먹는 게 아니라면 식품의 형태만으로 특별히 지용성 비타민을 독이 될 정도까지 먹게 되기란 쉽지 않을 것이다. 문제는 비타민제제의 형태로 섭취되는 경우이다. 성장 발육에 좋다는 이유로 무조건 많이 먹이는 것만이 능사는 아니다. 되도록이면 식품으로 섭취하도록 하고 특정 성분이 부족해 질병의 우려가 있다든지 하는 부득이한 경우만 하루 권장량을 반드시 지켜 복용해야 할 것이다.

호모시스테인이 뭘까?

저밀도 콜레스테롤이 많으면 혈관에 쌓여 동맥경화, 심근경색, 고혈압 등 심혈관질환을 일으킨다. 그런데 저밀도 콜레스테롤 못지 않게 혈관에 악영향을 미치는 물질이 또 있다. 매스컴 등에서도 최근 들어서야 화제가 되고 있으니 생소하게 느껴지는 사람들이 더 많겠지만, 그 물질의 이름은 호모시스테인이다.

호모시스테인은 필수 아미노산인 메티오닌이 분해되어 시스테인이라는 비필수 아미노산으로 변하는 몸속 대사 과정의 중간 단계에서 생겨난다. 쉽게 이해하자면 메티오닌이 호모시스테인이 되었다가 다시 호모시스테인이 시스테인으로 변하는 과정을 거치는 것이다. 메티오닌이 많이 함유된 음식은 쇠고기 돼지고기 닭고기 등의 육류와 달걀, 우유, 치즈 등이다. 이런 식품들 속의 메티오닌이 몸속에 들어가 분해되어 만들어진 시스테인은 우리 몸 안에서 여러 가지 중요한 일을 한다. 우선 시스테인은 우리 몸의 모발, 손톱과 발톱, 피부 등을 구성하는 성분이다. 콜라겐을 생성하고 피부를 탱탱하게 만들어주기도 한다. 방사선에 노출될 위험에 처하면 방사선으로부터 우리 몸을 보호해주는 역할도 하고 담배나 술, 약물 등으로 인해 몸에 악영향을 끼치는 나쁜 물질들의 해독작용도 한다.

몸 속 상황이 정상이라면 이 과정은 별 문제없이 진행된다. 메티오닌에 의해 만들어진 시스테인은 여러 가지 생체 내 대사를 돕는다. 그러나 메티오닌이 시스테인으로 변하는 대사를 돕는 비타민 B군 영양소 중 비타민 B9(엽산), 비타민 B6(피리독신), 비타민 B12 등이 부족하면 이 과정에 문제가 발생한다. 시스테인의 전단계인 호모시스테인이 시스테인으로 채 바뀌지 못하거나 다시 메티오닌으로 재합성되는 대사가 안 이루어져 혈액 중에 쌓이는 것이다. 혈관 속에 포화된 호모시스테인은 혈관 벽을 손상시키고, 혈전을 만들어 심근경색, 동맥경화, 고혈압, 뇌졸중 등 심혈관계 질환을 유발시킨다. 그밖에도 혈중 호모시스테인의 수치가 높아질수록 몸에서는 여러 가지 질병의 가능성이 높아진다. 뇌혈관을 막아 치매를 생기게 하고 뼈의 접착을 막아 골다공증의 원인이 된다. 양질의 필수 아미노산이 든 단백질 식품 섭취도 중요하지만, 그 대사를 돕는 비타민 B군 영양소들의 역할도 중요하다는 것을 알 수 있다.

비타민 B6(피리독신), B9(엽산), 비타민 B12는 어떤 식품에 많이 들어있을까? 우선 비타민 B6는 현미, 귀리, 콩 등과 생선, 돼지고기, 닭고기, 달걀, 동물의 간에 많이 들어있고 유제품 등에는 적은 함량이 들어있다. 비타민 B9은 시금치, 브로콜리, 방울토마토 같은 채소와 오렌지, 바나나 등의 과일, 콩, 간 속에 많이 함유되어있다. 또한 비타민 B12는 간이나 육류, 생선, 조개, 달걀, 유제품 등에 들어있다.

호모시스테인의 혈중 농도가 과도하게 높아져 병이 되는 이유는 대사에 관여하는 효소의 유전적 결함에 의한 것이지만, 이처럼 세 가지 비타민B군 영양소 섭취의 부족도 혈중 호모시스테인 농도를 높인다. 또한 메티오닌이 많이 들어간 동물성 단백질 식품을 너무 과하게 먹어도 높아질 수 있다. 동물성 단백질은 아이들의 성장에 꼭 필요한 고품질의 단백질이기 때문에 식물성 단백질만으로 채울 수 없는 역할을 해내지만, 무어든 아무리 좋은 것도 적당히 섭취할 때 몸에 유용한 것이다.

무기질

에너지원으로 쓰이지는 않지만 비타민처럼 우리 몸에 꼭 필요한 성분이 또 있다. 바로 무기질이다. 우리 몸의 약 4%를 차지하는 무기질은 뼈와 치아 등을 만드는 데 쓰이고 신경자극전달 물질과 호르몬의 구성 성분이기도 하다. 또한 체액의 산과 알칼리 조절, 수분의 평형 유지 등 생리 조절 기능을 한다. 그 외에도 소화액과 체액을 만들어 내거나 유지하는데도 사용되는 등 여러 가지 역할을 해낸다.

우리 몸에 필요한 무기질은 약 40여종으로 알려져 있으며 그 가운데 칼슘, 마그네슘, 인, 칼륨, 나트륨, 황, 염소 등은 하루에 100mg 이상의 많은 양이 필요하여 다량 무기질로 분류된다. 이에 비해 크롬, 구리, 요오드, 망간, 아연, 셀레늄, 철 등은 하루 100mg 미만의 극미량이 필요하므로 미량무기질에 속한다. 무기질 섭취가 부족하면 몸의 기능이 정상적으로 작동하지 못하거나 아이들의 성장을 저해한다. 특히 뼈와 치아의 구성 성분인 칼슘이나 인, 혈액 내에서 산소를 운반하는 헤모글로빈의 원료인 철 등이 부족하면 심각한 성장 지연이 일어난다.

❷ 성조숙증 예방에 효능이 있는 식품을 적극 활용한다

성조숙증 예방에 효능이 있는 식품에 대해서는 Part I 에서 다루었으므로 그 내용을 참고하도록 하자.

❸ 싱싱하고 무해한 재료를 사용한다

체내에 들어가서 어떤 기능을 하는지 아직 과학적으로 확실히 밝혀지지 않은 식품 첨가물 등이 들어가지 않은 자연 재료를 고른다. 특히 성장촉진제, 항생제가 포함된 것으로 의심되는 닭고기, 돼지고기, 쇠고기 등은 주의 깊게 살펴보고 고르는 게 좋다. 되도록 성장이력이 적혀있는 제품을 고르도록 한다. 또한 논란이 많은 유전자변형식품류도 안전성이 확인되기 전에는 아이들에게 먹이는 것을 신중히 고려해 봐야 한다.

❹ 건강한 조리법으로 요리한다

같은 음식이라 해도 조리를 어떻게 했느냐에 따라 맛은 물론 영양소에서 차이가 날 수 있다. 어떤 조리법은 건강에 좋은 반면 어떤 조리법은 해롭기도 하다. 우선 조리의 시작인 재료를 세척하는 과정에 대해 알아보자.

채소와 과일 씻는 법

환경호르몬 걱정 없고, 잔류 농약 걱정 없는 유기농 채소와 과일을 사서 먹는다면 특별히 신경을 쓰지 않아도 되지만 일반 식품을 사서 먹는 대부분의 주부들은 불안감을 쉽게 떨쳐버릴 수 없다. 식품의약품안전처에 따르면 과일의 경우 껍질 부분을 제거하고 먹으면 잔류 농약의 97%이상이 제거된다고 한다. 물로만 깨끗이 씻어도 80~85%가 제거된다. 하지만 씻더라도 제대로 씻어야 한다. 각 식품별로 유해 물질을 깨끗이 세척해내고 먹는 방법은 어떤 게 있을까.

딸기

마트에서 딸기를 사서 하루만 실온에 놓아두어도 잿빛 곰팡이가 피는 경우를 종종 볼 수 있다. 본래 딸기는 잿빛 곰팡이에 취약하여 생산과정에서 곰팡이 방지제를 뿌린다고 한다. 곰팡이 방지제가 찜

찜하다면 딸기를 물에 1분 정도 담근 후 흐르는 물에 30초 정도 씻어주면 된다. 단 물에 1분 이상 담가놓으면 딸기에 많이 든 수용성 비타민C가 물로 빠져나가게 되니 너무 오래 담가놓지 않는 게 좋다. 농약은 주로 꼭지 부분에 잔류하고 있을 가능성이 높으므로 꼭지 부위는 버리고 먹는 게 바람직하다.

포도

포도의 잔류 농약을 제거하기 위해서는 한 알씩 떼어 씻어내는 게 좋다는 이야기도 있었다. 하지만 잔류 농약 못지않게 식중독균 등 세균에도 주의를 기울여야 한다. 채소나 과일의 경우 껍질을 벗기거나 상처가 나는 순간부터 껍질에 묻어있던 세균들이 과육에서 번식을 할 가능성도 있다. 포도 알을 떼어내는 것보다는 송이 째 물에 담갔다가 흐르는 물에 잘 씻어서 먹는 편이 안전하다.

사과

주로 꼭지의 움푹 파인 부분에 잔류농약이 묻어있을 확률이 크다. 보통 우리가 사과를 깎을 때 하는 것처럼, 씻지 않은 사과의 꼭지 부분을 중심으로 하여 절반을 자르는 것은 위험한 일이다. 껍질을 깎아서 먹는다 하더라도 반드시 물에 한 번 씻은 후 칼을 대는 것이 바람직하다.

깻잎 · 상추 등 쌈 채소류

잎 뒷면에 잔털이 나 있는 깻잎이나 주름이 많은 상추는 잔털과 주름 사이에 농약이 잔류할 가능성이 높다. 특히 쌈 채소는 익혀먹지 않고 생으로 먹게 되므로 다른 채소를 씻을 때보다 꼼꼼히 씻어내야 한다. 물에 5분 정도 담갔다가 흐르는 물에 30초 정도 씻어내도록 한다.

대파 · 배추 · 양파

주로 잎 부분에 농약이 살포되기 때문에 겉잎과 겉껍질을 한 겹 벗겨내고 씻어 사용한다.

오이

오이는 싱싱할수록 몸통 부분에 가시가 선명하게 붙어있어 손으로 씻어내는 게 쉽지 않다. 이런 까닭에 예전부터 우리네 엄마들은 오이를 굵은 소금으로 문질러 씻어왔다. 다행히 이렇게 씻는 방식은 오이 표면에 묻어있는 농약도 제거해준다고 한다.

고추 · 가지

흔히 줄기에 매달려서 자라는 채소는 끝부분에 농약이 많을 거라고 생각되지만 실제로는 특별한 차이가 없다고 알려져 있다. 물에 잠깐 담갔다가 흐르는 물에 깨끗이 씻어낸다.

건강하게 익히는 법

준비된 재료를 어떻게 익히는가에 따라 영양상의 손실이 올 수도 있고, 발암물질이 생겨나기도 한다. 좀 더 안전하고 건강한 조리법을 알아보자.

생선과 육류는 삶는 게 안전하다

생선이나 육류를 불에 구워 까맣게 태우면 발암물질인 벤조피렌이 생긴다는 사실은 매스컴 등을 통해 이미 많이 알려져 있는 사실이다. 그러나 벤조피렌이 정확히 왜 나쁜지에 대해서는 잘 모르는 사람이 더 많을 것이다. 벤조피렌은 단백질과 전분, 지방 등을 300~600℃이상으로 가열할 때 유기물질의 불완전 연소로 인해 생겨난다. 인체에 장기간 축적되면 폐암, 위암, 췌장암, 대장암, 유방암 등을 유발할 위험이 있어 세계보건기구(WHO) 산하의 국제암연구소에서는 벤조피렌을 1급 발암물질로 분류하고 있다. 흡연을 전혀 하지 않는 주부들이 종종 폐암에 걸리는 이유는 조리 시 발생되는 벤조피렌을 흡입한 것이 주요 원인이라는 이야기도 있다.

벤조피렌은 한 번 체내에 쌓이면 잔류하는 기간이 길고 유독성이 강한 물질이다. 더 큰 문제는 벤조피렌이 내분비계를 교란시키는 환경호르몬에 속한다는 점이다. 아이들이 탄 고기를 많이 먹을수록 벤조피렌에 노출될 가능성이 커지고, 이는 결과적으로 성조숙증의 원인으로 작용할 수 있다.

고기를 익히는 방법 중 가장 벤조피렌의 발생 위험성이 큰 것이 바로 숯불 등을 이용한 직화 방식이다. 직화보다는 불판에 굽는 편이 벤조피렌의 발생량이 적다고 알려져 있다. 그런 이유로 고기를 구워서 먹어야 한다면 불판이나 프라이팬을 사용하는 편이 상대적으로 좀 덜 나쁘다. 그러나 그보다 안전한 쪽은 고기를 끓는 물에 넣어 익히거나 수육처럼 삶는 방법이다. 물이 끓는 온도는 직화로 익힐 때의 온도에 비하면 훨씬 낮기 때문에 그만큼 벤조피렌이 생성될 가능성이 낮아진다.

깨소금과 참기름, 들기름은 맛이 고소할수록 위험하다

벤조피렌은 고기류를 태울 때만 발생한다고 오해할 수 있다. 그러나 참기름과 들기름을 얻기 위해 참깨, 들깨 등을 바싹 볶을 때도 벤조피렌이 생긴다. 맛이 고소하다는 것은 정도 이상으로 태우거나 높은 온도로 가열했다는 의미일 수 있다.

부침이나 튀김은 발연점이 높은 기름으로

불포화지방산으로 이루어진 식물성 기름은 포화지방산이 많은 동물성 지방에 비해 건강에 이롭다. 그러나 전이나 튀김요리를 할 때는 아무리 식물성 기름이라 해도 주의해서 사용해야만 한다. 식물성 기름들은 불로 가열했을 때 연기가 나기 시작하는 온도인 발연점이 각각 다르다. 이때 발생하는 연기는 인체에 해로운 유독 성분이 함유되어 있고 부치거나 튀기는 음식 자체도 오염시킬 우려가 있다. 그러므로 발연점이 낮은 식물성 기름을 부침용이나 튀김용으로 사용하는 것은 주의를 요한다.

발연점에 대해 이야기할 때 빠지지 않고 등장하는 것이 바로 올리브유이다. 올리브유는 몸에 좋은 고밀도 콜레스테롤을 증가시키는 올레인산이 많이 들어있고 폴리페놀로 인한 항산화효과가 뛰어나 장수식품으로 각광받고 있다. 그러나 올리브유는 종류에 따라 발연점이 다르기 때문에 용도에 적합한 것을 잘 골라 써야한다.

올리브유는 항산화제인 폴리페놀의 함량에 따라 엑스트라 버진, 버진, 퓨어의 순서로 등급이 나뉜다. 엑스트라 버진은 가장 품질이 뛰어난 최상 등급의 올리브를 수확한지 24시간 이내에 압착해 얻은 첫 번째 기름으로 향미가 최상인 올리브유이다. 다음 등급인 버진은 엑스트라 버진을 추출하고 남은 올리브를 두 번째 짜낸 기름으로 엑스트라 버진의 향미에는 못 미치지만 그런대로 올리브유의 풍미를 갖추고 있다. 세 번째 등급인 퓨어는 대중적인 수준의 올리브유로 버진 등급 올리브유를 화학적 처리로 정제하고 거기에 엑스트라 버진을 혼합해서 만든다.

이 세 가지 종류는 각기 다른 요리에 사용된다. 엑스트라 버진은 최상급의 올리브유이므로 올리브유 특유의 풍미를 살릴 수 있는 샐러드드레싱, 발사믹 식초와 함께 섞어 빵을 찍어먹는 등 기름을 익히지 않고 생으로 넣어먹는 요리에 쓰인다. 버진 등급은 주로 소스나 파스타 요리에 넣는 용도로 사용된다. 그에 비해 퓨어는 발연점이 240℃로 높아서 튀김 요리를 할 때 적합하다.

그러나 최상급을 쓰는 게 더 좋을 거라는 막연한 추측으로 튀김 요리를 할 때 엑스트라 버진을 쓴다면 아이들에게 유해물질이 든 튀김을 먹이게 될 수도 있다. 보통 튀김을 할 때 기름의 온도는 180℃에서 200℃ 정도까지이다. 불의 세기에 따라 더 높아질 수도 있다. 그에 비해 엑스트라 버진은 발연점이 180℃로 상당히 낮은 편이기 때문에 전을 부친다든지 튀김을 할 때처럼 높은 온도에서는 기름이 타버린다.

각 기름들의 발연점은 포도씨유가 220℃, 옥수수유가 240℃, 카놀라유가 250℃이다. 부침 요리나 튀김 요리를 할 때는 발연점이 비교적 높은 포도씨유나 옥수수유, 카놀라유를 사용해야 아이들에게 안전한 전과 튀김을 만들어줄 수 있다. 단 카놀라유의 경우는 원료로 사용되는 유채꽃의 20%정도가 유전자변형작물(GMO)이다. 유전자변형작물을 원료로 한 식품의 안전성은 논란이 진행 중이므로 되도록 유전자변형작물이 함유되지 않은 식품(Non-GMO) 표시가 되어 있는 카놀라유를 고르도록 한다.

기름 없이 물로 볶는 조리법

식물성 기름도 요리할 때마다 듬뿍 넣어먹으면 너무 높은 열량을 섭취하게 되어 비만의 우려가 있다. 볶음 요리 등을 할 때는 처음부터 많은 기름을 넣어 조리하기보다 우선 기름 대신 물을 넣어 볶다가 재료가 어느 정도 익으면 기름을 조금만 넣어 마무리하는 형식으로 요리의 풍미를 살리는 편이 좋다.

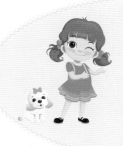

하우연
3·3·7 쑥쑥약속

3시 3끼 제때 먹기
3가지 음식 피하기
(패스트푸드, 탄산음료, 불량식품)
7대 영양소 챙겨 먹기

닥터하우의
성조숙증 예방 및 성장 레시피

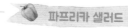 파프리카 샐러드

🍄 재료

파프리카, 양상추, 키위, 요거트, 꿀 약간

🍳 만드는 법

❶ 양상추와 파프리카를 깨끗이 씻는다.

❷ 양상추는 손을 이용해 먹기 좋은 크기로 뜯고 파프리카는 적당한 크기
로 썬다.

❸ 키위 한 개를 강판에 갈아 요거트와 섞어준다. 달게 먹고 싶으면 꿀을

약간 넣어도 좋다.

④ 예쁜 샐러드용 그릇에 양상추와 파프리카를 담고 키위 요거트 드레싱
을 뿌려서 낸다.

닥터하우의 쿠킹 팁

토마토나 사과 등 냉장고에 있는 다른 채소나 과일을 함께 넣어도 괜찮다.

잠깐! 알고 먹으면 더 맛있는 재료 이야기

닥터하우의 성조숙증 예방 및 성장 Tip

비슷하게 생긴 파프리카와 피망의 차이는 무엇일까. 놀랍게도 두 채소는
이름만 다른 같은 채소이다. 단지 품종이 약간 다를 뿐이다. 같은 채소인데
이름이 두 개가 된 이유는 각기 다른 시기에 수입되어 다른 이름이 붙여졌
기 때문이다. 껍질이 더 질겨서 주로 볶아 먹게 되는 피망은 프랑스 이름인
'피망(piment)'에서 온 것이다. 피망에 비해 좀 더 연하고 달콤하며 식감이
사각사각해서 생식용으로 쓰이는 파프리카는 네덜란드 식 이름인 '파프리
카(paprika)'를 따른 것이다.

색이 선명하고 다양해서 아이들의 눈을 사로잡는 파프리카는 다른 채소들
에 비해 비타민A,B,C가 훨씬 많이 함유되어있다. 주황색 파프리카에는 철
분이 많이 들어있고, 노란색 파프리카는 비타민C가 풍부하여 혈관을 강화
해주며 스트레스해소에 도움을 준다. 빨간 파프리카에는 황산화 작용을 하
는 라이코펜이 풍부해서 세포의 노화를 막아주고 몸에 나쁜 LDL콜레스테

롤이 혈관 속에 과잉 축적되는 것을 방지하여 혈관을 건강하게 해준다. 색색의 파프리카가 지닌 다양한 효능들은 기혈의 순환을 도와 비허습온에 의한 성조숙증을 막는데 도움이 된다. 또한 뼈를 구성하는 칼슘과 인이 풍부해 아이들의 성장을 돕는다.

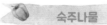 숙주나물

 재료

숙주, 다진 파, 마늘, 들기름, 간장, 통깨

🥄 만드는 법

❶ 깨끗이 씻은 숙주를 냄비에 담고 자작할 정도로 물을 붓는다.

❷ 소금을 약간 넣고 숙주를 불에 올린다.

❸ 물이 끓으면 바로 불을 끈다.

❹ 숙주를 건져 흐르는 찬물에 재빨리 식힌 후 체에 밭쳐 물기를 뺀다.

❺ 물기를 꼭 짜낸 숙주에 간장 1큰 술, 다진 파, 마늘 1큰 술, 들기름을 넣어 무친다.

❻ 통깨를 솔솔 뿌려 상에 낸다.

숙주는 물이 끓을 때 바로 불을 끄고 찬 물에 헹궈내어야 아삭한 식감이 살아있다.

잠깐! 알고 먹으면 더 맛있는 재료 이야기

닥터하수의 성조숙증 예방 및 성장 Tip

숙주는 녹두를 발아시켜 키운 나물이다. 녹두는 해독작용과 함께 몸의 열을 식혀주며 갈증을 없애주고 이뇨작용을 한다. 숙주도 동일한 효능이 있다. 녹두가 지닌 장점과 더불어 채소에 듬뿍 함유된 식이섬유소의 효능까지 갖추었다고 보면 된다. 숙주에는 몸 안에서 단백질 대사를 돕고 헤모글로빈 합성에 관여하는 비타민 B6가 많이 함유되어있다. 비타민 B6는 심혈관 계통 질환을 일으키는 혈중 호모시스테인 농도를 정상으로 유지해주는 기능도 한다. 숙주에 풍부한 식이섬유는 변비를 해소해 준다. 또한 몸 안에 쌓인 노폐물을 소변으로 내보내는 효능이 있어 최근 황사와 미세먼지 등으로 인해 아이들의 건강을 해치는 중금속이나 농약 등 체내의 독소를 바깥으로 배출하는데 도움을 준다. 이러한 효능들은 스트레스로 인한 화기를 내려주고, 몸의 내분비 기능을 교란시킬 우려가 있는 해로운 물질들을 없애줌으로써 성조숙증 예방에 도움을 준다.

🍄 재료

바나나 1개, 저지방우유 반 컵, 코코넛 오일 1~2스푼, 파프리카 ⅓개
~½개

🥄 만드는 법

① 바나나는 껍질을 벗겨 한 입 크기로 자른다.

② 파프리카는 잘 씻은 후에 씨를 빼고 적당한 크기로 잘라준다.

③ 자른 바나나와 파프리카, 저지방 우유, 코코넛 오일을 믹서기에 넣고 약
30초간 갈아준다.

덕허하우의 쿠킹 팁

파프리카의 양은 아이의 입맛에 따라 조절한다. 코코넛 오일은 차가운 온
도에서 고체로 변하기 때문에 얼린 바나나와 차가운 우유를 사용할 경우,
코코넛 오일이 결정처럼 굳어서 씹힐 수 있다. 그러나 이것은 정상적인 현
상으로 그냥 마셔도 관계없다.

잠깐! 알고 먹으면 더 맛있는 재료 이야기

닥터하우의 성조숙증 예방 및 성장 Tip 🍊

코코넛 오일은 실온에서 버터처럼 굳어있는 상태의 포화지방이어서 그간 몸에 좋지 않다고 여겨졌다. 그러나 코코넛 오일의 지방 성분은 같은 포화 지방이라고 해도 다른 것과는 다른 성질을 띤다. 코코넛 오일을 구성하는 지방산들은 사슬이 비교적 짧은 중간사슬지방산이기 때문에 사슬이 긴 지방산으로 구성된 다른 포화지방들에 비해 몸속에서 쉽게 분해가 된다. 중간사슬지방산은 그 구조로 인해 독특한 역할을 한다.

몸 안의 각종 세균 및 바이러스와 곰팡이 균을 죽여 면역력을 높여주는 것이다. 중간사슬지방산은 지질로 이루어진 세균이나 바이러스, 곰팡이 진균 등의 세포막에 스며들 수 있는 구조적인 성질로 인해 세포를 파괴함으로써 그러한 역할을 수행한다.

코코넛 오일에 함유된 대표적인 중간사슬지방산은 라우르산이다. 코코넛 오일 전체 지방산의 무려 48%나 차지하는 라우르산은 모유에도 들어있는 중요한 면역 성분이다. 이러한 성분은 아이들의 면역력 증진을 도와 병이 잘 걸리지 않게 해줌으로써 아이들의 몸이 성장에 전념할 수 있게 만들어준다. 또한 코코넛 오일을 섭취하면 체내에서 쉽게 분해되어 에너지로 변하는 특성으로 인해 비만을 막아주고, 서늘한 성질이 몸의 열독을 풀어주기 때문에 성조숙증을 예방해주는 탁월한 효과를 지녔다.

어묵탕

 재료

어묵, 무, 대파, 다시마, 국간장, 소금

만드는 법

❶ 냄비에 물과 다시마를 넣고 불에 올려 다시마 육수를 만든다.

❷ 물이 팔팔 끓으면 다시마는 건져낸다.

❸ 무는 먹기 좋은 크기로 썰어 다시마육수에 넣고 푹 익힌다.

❹ 무가 물러질 정도로 익으면 어묵을 넣고 익을 때까지 끓인다.

❺ 국간장과 소금으로 간을 한 후, 썰어놓은 대파를 넣고 한소끔 더 끓여
   낸다.

어묵은 생선살과 전분으로 만들어진다. 생선살의 비중이 높을수록 맛도 좋
고 영양가도 더 많다. 생선살의 함량이 많은 어묵으로 골라보자. 어묵을 육
수에 넣기 전, 먼저 끓는 물에 1~2분 정도 담갔다 건지면 각종 유해 첨가
물을 없애고 어묵 표면에 묻어있는 산패된 기름을 제거해주어 더 건강한
맛을 즐길 수 있다. 시판 중인 어묵이 못 미덥다면 다소 번거롭지만 집에서
직접 어묵을 만들어줘도 괜찮다. 흰 살 생선 다진 것에 당근 양파 등 각종

채소 다진 것을 섞은 후 약간의 전분과 달걀 흰 자, 소금, 후추를 넣고 반죽하여 기름에 튀겨내면 엄마표 수제 어묵 완성!

잠깐! 알고 먹으면 더 맛있는 재료 이야기

닥터하우의 성조숙증 예방 및 성장 Tip

어묵은 생선을 갈아 만들었기 때문에 소화가 잘 되는 음식이다. 각종 아미노산과 단백질을 많이 함유하고 있어 아이들의 성장에 도움이 된다. 어묵탕의 달고 개운한 맛을 살리는 데 필수로 들어가는 무는 다양한 소화효소가 들어있어 소화를 돕는다.

사과 고구마 스무디

재료

사과 작은 것 1개, 고구마 작은 것 1개, 우유 ½컵

만드는 법

❶ 사과는 껍질을 벗긴 후 깍둑썰기로 자른다.

❷ 고구마도 껍질을 벗겨낸 후 적당한 크기로 자른다.

❸ 잘라놓은 사과와 고구마를 믹서에 담고 우유를 넣어 30초간 갈아준다.

생고구마가 부담스럽다면 삶은 고구마나 군고구마를 넣어도 괜찮다. 우유의 양을 조금 줄이고 대신 요거트를 함께 넣어도 O · K!

잠깐! 알고 먹으면 더 맛있는 재료 이야기

닥터하우의 성조숙증 예방 및 성장 Tip

한방에서는 사과가 비위를 튼튼하게 하고, 몸속의 진액을 생겨나게 하며 성질이 서늘하여 열을 식혀주고 더위 먹은 증상을 해소해준다고 한다. 과학적 성분을 살펴보면 사과는 대표적인 알칼리성 식품으로 칼로리가 적을 뿐 아니라 몸에 좋은 성분이 아주 많이 들어있는 과일이다. 피로물질을 제거해주고 원기회복을 돕는 구연산과 장 속의 유익한 세균을 증식시켜주는 유기산, 피부에 좋은 비타민C가 풍부하게 함유되어 있다. 또한 사과에 함유된 펙틴 성분은 위장의 운동을 활발하게 하여 변비해소에 도움을 주고 몸 안에 쌓인 중금속과 발암물질 등 유해 성분을 배출시켜준다. 이처럼 비위를 튼튼하게 하고 진액 대사를 도우며 체내의 열을 식혀주고 유해성분을 없애주는 등의 기능이 성조숙증을 예방해주는 것이다.

닭 가슴살 죽

🍄 재료

닭 가슴살, 불린 쌀, 당근, 양파

🥘 만드는 법

① 쌀은 깨끗이 씻어 물에 한 시간 정도 충분히 불려 놓는다.

② 당근과 양파는 잘게 다져서 준비해 놓는다.

③ 닭 가슴살을 끓는 물에 살짝 데쳐 낸 후 육수는 버리지 말고 그대로 둔다.

④ 삶아낸 닭 가슴살을 먹기 좋은 정도로 가늘게 찢어놓는다.

⑤ 닭 가슴살을 삶아 내고 남은 육수에 불린 쌀을 넣고 불에 올려 눌어붙지 않도록 저어가면서 익혀준다.

⑥ 쌀이 어느 정도 익으면 준비된 닭 가슴살과 채소를 넣고 약한 불로 한 번 더 끓인다.

⑦ 국간장과 소금으로 간을 한 후 불을 끈다.

⑧ 기호에 따라 통깨, 참기름, 김가루 등을 뿌려먹어도 좋다.

닥터하우의 쿠킹 팁

쌀은 멥쌀만 사용해도 좋고 멥쌀과 찹쌀을 절반씩 섞어도 된다.

잠깐! 알고 먹으면 더 맛있는 재료 이야기

닥터하우의 성조숙증 예방 및 성장 Tip

닭 가슴살은 성조숙증의 주원인인 비만을 유발하는 기름기가 전혀 없어 이상적인 단백질의 공급원이다. 익혀놓으면 식감이 퍽퍽해서 목으로 잘 넘어가지 않지만 이렇게 죽으로 끓이면 아이들도 거부감 없이 잘 먹을 수 있다. 특히 입맛이 없거나 기운이 없어 하는 아이에게는 영양 만점의 좋은 음식이다. 닭고기는 오장을 튼튼하게 해주고, 비장과 위장의 허약을 고치며 기력을 회복해주기 때문이다.

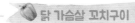

닭 가슴살 꼬치구이

 재료

닭 가슴살, 파프리카, 애호박, 토마토, 파, 버섯, 데리야끼 소스

만드는 법

❶ 닭 가슴살은 우유에 재워놓는다.

❷ 준비한 닭 가슴살을 끓는 물에 삶은 후, 적당한 크기로 잘라준다.

❸ 애호박, 토마토, 파, 버섯 등은 한 입 크기로 썰어 프라이팬에 식용유를 약간 두른 후 살짝 구워준다.

❹ 익힌 재료들을 꼬치에 예쁘게 끼운 다음 데리야끼 소스를 앞뒤로 고루

바른 후 한 번 더 구워준다.

닭 가슴살이 너무 퍽퍽하게 느껴진다면 부드러운 닭 안심을 사용해도 좋

다. 우유는 닭의 누린내나 잡내를 잡아주는 역할을 한다. 소스는 스테이크

소스를 써도 되고 야채는 집에 있는 다른 야채를 활용해도 된다. 소스 대신

소금 간만 가볍게 해서 구워도 담백하고 맛있다.

잠깐! 알고 먹으면 더 맛있는 재료 이야기

닥터하수의 성조숙증 예방 및 성장 Tip

닭 가슴살 요리 하나 더! 색색의 각종 채소를 닭고기와 함께 꼬치로 끼워놓

으면 시각적으로 아이들의 입맛을 자극해서 섬유질과 단백질, 비타민 등을

동시에 섭취할 수 있다. 닭 가슴살에 풍부한 필수 아미노산은 뇌신경물질

의 생성을 활발하게 하여 두뇌 발달에 도움을 주고 아이들의 성장 발육에

없어서는 안 될 중요한 영양소이다.

재료

현미 떡볶이 떡, 각종 채소(당근, 양파, 버섯, 애호박 등), 다진 파, 다진 마늘,

간장, 참기름, 설탕

만드는 법

❶ 현미 떡은 미리 물에 불려 말랑말랑하게 준비한다.

❷ 물 6큰 술에 양조간장 1큰 술, 국간장 ½ 큰 술, 다진 마늘 1작은 술, 설

탕 2큰 술, 참기름 1작은 술을 섞어 양념장을 만든다.

❸ 채소를 먼저 볶다가 반 정도 익힌 후에 떡과 양념장을 넣고 떡이 익을

때까지 잘 볶아준다.

닥터하우의 쿠킹 Tip

집 냉장고에 있는 채소 중 아무 것이라도 가능. 채소의 분량을 늘리면 더

건강한 떡볶이를 즐길 수 있다.

잠깐! 알고 먹으면 더 맛있는 재료 이야기

닥터하우의 성조숙증 예방 및 성장 Tip

엄마 마음 같아서는 좋은 것만 먹이고 싶지만 아이들의 입맛을 무시하긴

어렵다. 평소 아이들이 간식으로 떡볶이를 찾을 때마다 자극적인 양념에

칼로리 높은 떡을 많이 먹여도 괜찮을지 걱정도 된다. 아이들 입맛에 맞으면서도 건강도 챙기는 음식은 없을까. 그럴 때 딱 맞는 간식이 있다. 바로 건강한 현미로 만든 간장떡볶이다.

현미의 효능은 무궁무진하다. 우선 식이섬유가 풍부하기 때문에 변비를 예방해준다. 또한 혈관을 깨끗이 청소해주는 HDL콜레스테롤을 높여주어 혈중 콜레스테롤 농도를 정상화시키는 데 도움을 준다. 현미는 오래 씹어야 소화가 되기 때문에 포만감이 느껴져 다이어트에도 효과적이다. 겉껍질의 피트산 성분은 몸에 해로운 유해물질을 흡착하여 체외로 배출시키는 기능을 한다.

고등어 무조림

 재료

고등어, 무, 대파,

양념장(고춧가루 2.5 큰 술, 고추장 ⅓ 큰 술, 진간장 2큰 술, 마늘 1큰 술, 맛술 1큰 술, 매실액 ½ 큰 술, 올리고당 ½ 큰 술, 설탕 ⅓ 큰 술, 생강가루 약간, 후추 약간)

만드는 법

❶ 먼저 분량의 재료들을 넣고 잘 섞어 양념장을 만든 후 30분쯤 숙성시

킨다.

❷ 무를 아이들이 먹기 좋게 나박 썰기 해서 냄비 바닥에 도톰하게 깐 후, 물 1컵과 양념장의 ⅓을 넣고 무가 살짝 익을 정도로 끓여준다.

❸ 고등어를 먹기 좋은 크기로 잘라준다.

❹ 살짝 익은 무 위에 고등어를 얹고 다시 물 ½컵과 남은 양념장의 절반 정도를 넣은 후 다시 끓여준다.

❺ 고등어가 적당히 익으면 간을 보고 기호에 따라 남은 양념장으로 간을 맞춰준다.

❻ 대파를 썰어 넣은 후 한소끔 더 끓인다.

닥터하우의 쿠킹 Tip

고등어를 자를 때 칼집을 살짝 내주면 양념장이 더 잘 배어든다. 무 대신 묵은지를 넣어주면 보다 감칠맛이 난다. 단 묵은지를 넣을 때는 이미 간이 되어있는 상태이므로 양념장의 양을 좀 적게 사용한다.

잠깐! 알고 먹으면 더 맛있는 재료 이야기

닥터하우의 성조숙증 예방 및 성장 Tip

고등어 무 조림은 야들야들한 고등어의 식감과 부드러운 무의 맛이 잘 어울려 밥 한 그릇쯤은 뚝딱 먹을 수 있는 맛있는 밥반찬이다. 고등어에는 성조숙증 예방과 성장에 도움을 주는 불포화지방산이 풍부하게 함유되어 있다. 특히 등 푸른 생선들 중에서 고등어에 가장 많이 들어있는 오메가3지방산(EPA와 DHA)은 혈중 콜레스테롤 함량을 낮춰 주어 심혈관질환 등 여러 가지 성인병을 예방해주는 효능이 있다. 또한 아이들의 시력을 좋게 해주고, 기억력을 향상시켜 준다. 고등어 무 조림은 한창 공부해야 할 우리 아이들에게는 이상적인 밥반찬인 것이다.

한 가지 주의할 점은 고등어의 경우 신선도가 떨어지면 식중독을 일으킬 우려가 크다. 마트에서 고등어를 구입할 때, 반드시 신선한지 여부를 잘 살펴보아야 한다.

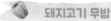

돼지고기 무밥

🍄 재료

쌀 4인분, 돼지고기 다짐육 300g(밑간: 간장, 참기름, 마늘, 생강, 통깨, 청주), 무½개, 쪽파, 매실엑기스, 간장, 참기름, 마늘, 생강, 통깨, 청주

🥄 만드는 법

❶ 무는 채 썰어 준비한다.

❷ 돼지고기는 밑간을 해서 재워두었다가 프라이팬에 미리 살짝 볶아 둔다.

❸ 밥솥에 볶은 돼지고기를 담은 후 쌀, 무를 순서대로 얹고 밥을 짓는다.

❹ 밥이 되는 동안 양념장을 만든다.

❺ 취사가 끝나면 밥과 돼지고기, 무를 잘 섞어준 후 밥그릇에 퍼서 양념장

을 곁들여 낸다.

닥터하우의 쿠킹 Tip

무에서 수분이 나오기 때문에 밥물은 평소보다 ½ 이하로 적게 잡는다. 양념장을 만들 때 쪽파 대신 달래를 사용하면 향이 더욱 좋다.

잠깐! 알고 먹으면 더 맛있는 재료 이야기

닥터하우의 성조숙증 예방 및 성장 Tip 🍊

가끔은 만드는 데 손이 많이 가는 잡다한 반찬들보다 간단한 한 끼로 부담 없는 식사를 즐기고 싶을 때도 있다. 그러나 성장이 빠른 아이들에겐 매 끼니가 고른 영양을 함유해야하니 어느 한 끼라도 간편식으로 때우기는 쉽지 않다. 아침은 학교 가느라 바빠서 대충 먹는 둥 마는 둥 할 때가 많고, 점심 급식도 썩 내키지 않는 경우가 적지 않다. 저녁 한 끼라도 제대로 먹여야 할 엄마 마음엔 하루쯤 괜찮겠지 하다가도 일어나서 이것저것 만들게 된다. 그럴 때를 위해 간단하면서도 영양을 고루 함유한 좋은 메뉴가 없을까. 소화도 잘 되고 영양도 풍부하면서 성조숙증도 예방해주는 음식이라면 금상첨화일 텐데 말이다.

그런 생각이 들 때 딱 좋은 메뉴가 바로 돼지고기 무밥이다. 돼지고기 무밥은 만드는 방법도 간단하고, 양념장을 넣어 쓱쓱 비벼먹으면 맛도 좋으면서 유용한 영양성분들을 많이 함유하고 있다. 특히 돼지고기 무밥의 주재료인 무는 여러 가지 소화효소가 풍부해 탄수화물의 소화를 돕고 위장을 튼튼하게 만들어준다. 가래를 삭여주고 기침을 완화시켜주는 효능이 있어 감기 예방에도 좋다. 또한 체내의 독을 제거하고 담이 뭉친 것을 풀어주며 담으로 쌓인 열을 삭여주는 효능이 있어 성조숙증 예방에도 도움이 된다.

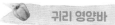

귀리 영양바

🍄 재료

물에 불린 귀리, 각종 견과류(취향에 따라), 설탕 1~2 큰 술, 꿀 또는 올리고당 1~2 큰 술, 올리브유 1큰 술, 건포도 등의 말린 과일

만드는 법

❶ 물에 한 나절 이상 불린 귀리를 프라이팬에 담고 약한 불로 볶아 수분을 날려 바삭하고 고소하게 만들어준다.

❷ 호두, 아몬드, 땅콩, 캐슈너츠 등 집에 있는 견과류를 잘게 다진 후 살짝 볶아준다.

❸ 프라이팬에 약간의 물과 설탕 혹은 꿀이나 올리고당, 올리브유를 넣고 약한 불에 잘 녹여준다.

❹ ❸에 귀리와 견과류, 건포도 등 말린 과일을 넣고 잘 버무려준다.

❺ 락앤락, 혹은 넓고 네모난 스테인 그릇이나 유리그릇 등에 ❹의 재료를 꾹꾹 눌러 담은 후 표면을 평평하게 잘 편다.

❻ ❺를 냉장고에 넣어 약 30분~1시간 정도 굳힌 후 먹기 좋게 잘라준다.

닥터하우의 쿠킹 팁

귀리를 프라이팬에 볶을 때 타지 않게 조심해야 한다. 약한 불에 볶다가 타닥타닥 튀는 소리가 나면 불을 끈다. 설탕과 꿀의 양은 기호에 따라 가감한다. 이때 설탕이 어느 정도 들어가야 영양바가 굳어져 일정한 형태를 띠게 된다. 귀리 바를 용기에 담을 때 되도록 꾹꾹 잘 눌러 담아야 모양이 예쁘게 굳는다.

잠깐! 알고 먹으면 더 맛있는 재료 이야기

닥터하우의 성조숙증 예방 및 성장 TIP

귀리는 세계 10대 푸드의 하나로 꼽힐 정도로 영양적 가치가 높은 식품이다. 귀리에는 6종의 아미노산이 골고루 들어있어 100g 정도만 섭취해도 하루 필요량을 채울 수 있다. 뿐만 아니라 불포화지방산과 필수지방산인 리놀렌산이 많이 들어있어 심혈관계 질환을 예방하고 혈중 콜레스테롤의 수치를 낮춰주어 여러모로 몸에 이롭다. 특히 귀리에 포함된 다당류의 일종인 베타 글루칸은 사람의 면역 기능을 향상시켜 암세포를 죽이는 놀라운 효과를 발휘한다. 또한 소화가 천천히 이루어지기 때문에 혈당을 내려주는 역할을 하며 체지방이 형성되고 축적되는 것을 억제하여 비만을 막아준다.

이처럼 다양한 효능을 지닌 귀리는 아이들의 두뇌발달과 키 성장을 돕고 성조숙증의 주요 원인인 비만을 없애주는 똑똑한 슈퍼 푸드이다. 잡곡밥 뿐 아니라 아이들에게 친숙한 영양바 등 다양한 방법으로 만들어주면 아이들이 보다 손쉽게 귀리를 섭취할 수 있다.

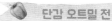

단감 오트밀 전

🍄 재료

단감 2개, 양파 ½개, 부침가루 3분의2컵, 오트밀 가루 3분의 2컵, 올리브유

🥘 만드는 법

❶ 단감 2개 중 1개는 채를 썰고 한 개는 믹서기에 넣고 간다.

❷ 양파도 단감처럼 채를 썰어 놓는다.

❸ 갈아놓은 단감, 채 썬 단감과 양파를 넣고 부침가루와 오트밀가루를 넣어 반죽한다. 기호에 따라 계란 1개를 함께 넣어도 된다.

❹ 올리브유를 팬에 넉넉히 두르고, 반죽을 한 입 크기로 떠 넣어 노릇하게 부쳐낸다.

닥터하우의 쿠킹 팁

오트밀 가루는 시중에 파는 오트밀 분말을 이용해도 되고, 귀리를 직접 물에 하루 정도 불려두었다가 믹서기에 갈아 사용해도 된다. 반죽 시 갈아놓은 단감 자체에 수분이 많기 때문에 물은 매우 소량만 넣는다.

잠깐! 알고 먹으면 더 맛있는 재료 이야기

닥터하우의 성조숙증 예방 및 성장 Tip 🍊

오트밀은 말린 귀리(Oat)를 빻거나 압착하여 가루로 만든 것이다. 보통은 죽의 형태나 우유를 곁들여 먹지만, 이렇게 전으로 만들어먹으면 기름기와 어우러져 거친 식감이 훨씬 부드러워진다. 단감에는 비타민 C가 사과보다 무려 6배나 많이 함유되어 있어 몸의 면역력을 키워주며 피부에 좋다. 또한 비타민A와 함께 항산화작용을 하는 베타카로틴이 풍부하게 들어있어 항암효과도 있다. 비타민이 풍부한 단감과 칼슘 및 필수 아미노산, 불포화 지방산이 많이 든 오트밀을 함께 넣은 전을 만들어 먹으면 부족한 영양소를 상호 보충해주어 아이들의 고른 영양섭취에 도움이 된다.

🍂 다시마조림과 다시마 현미 주먹밥

🍄 재료

다시마 한 줌 (육수 내고 남은 것), 물 ½컵, 간장 3큰 술, 청주 2큰 술, 맛술 2큰 술, 설탕 1.5~2큰 술, 통깨, 김, 현미밥

🥣 만드는 법

〈다시마 조림〉

❶ 다시마 한 줌을 깨끗이 씻어 물에 불린 후 얇게 채 썰어 준비한다.

❷ ❶의 다시마 불린 물과 간장, 청주, 맛술, 설탕을 냄비에 담고 보글보글 끓여 조림장을 만든다.

❸ 조림장이 끓으면 채 썬 다시마를 넣고 불을 약하게 줄인 후 잘 저어주면서 졸인다.

❹ 먹기 전에 통깨를 살짝 뿌려낸다.

〈다시마 현미 주먹밥〉

❺ ❸에서 완성된 다시마조림을 잘게 다진다.

❻ 현미밥에 다시마조림 다진 것, 김 가루를 넣고 잘 버무려 한 입 크기로 뭉쳐 주먹밥을 만든다.

닥터하우의 쿠킹 TIP

다시마 육수를 내고 건져낸 다시마를 따로 모아놓았다가 써도 좋다.

잠깐! 알고 먹으면 더 맛있는 재료 이야기

닥터하우의 성조숙증 예방 및 성장 TIP

다시마는 값도 저렴하고 보관도 쉬워 친숙한 식재료이다. 미역 등에 비해 다소 뻣뻣한 식감 때문인지 우리네 인식 속에 다시마는 그저 국물내기용

해초로만 여겨지는 경향이 있다. 그러나 다시마의 숨은 효능을 알게 된다면, 마치 진흙 속에서 진주를 찾은 것처럼 다시마를 먹을 때마다 귀한 별미로 탈바꿈하게 될 지도 모른다. 그만큼 다시마에는 몸에 좋은 성분이 아주 많이 들어있다.

다시마에는 알긴산이라 불리는 식이섬유소가 들어있다. 다시마를 물에 담그거나 끓이다보면 미끈거리고 끈적한 점액을 볼 수 있는데 바로 이것이 알긴산이다. 알긴산의 점액은 중성지방이 몸에서 흡수되는 것을 막아준다. 또한 몸 안에 생긴 발암물질과 유독 물질을 흡착하여 배설하는 데 도움을 주기도 한다. 다시마는 많이 먹어도 칼로리가 거의 없어 다이어트에도 효과적이다. 활성 산소의 생성을 억제해주어 노화를 방지하고 콜레스테롤 수치를 내려주어 성인병 예방에도 좋다.

예로부터 한방에서도 다시마를 곤포(昆布)라고 부르며 귀한 약재로 여겼다. 다시마는 막힌 곳을 뚫어주고, 응어리진 것을 풀어주는 효능을 지녀 비만의 원인이 되는 담을 삭이고 각종 악성 종양 등을 없애준다. 또한 체내의 열을 내려주고 부종을 없애주어 염증을 해소해준다. 이런 작용들은 성조숙증의 원인을 제거하여 예방하는 데 도움을 준다. 또한 비타민D와 마그네슘이 풍부해서 칼슘의 흡수를 돕기 때문에 아이들의 뼈를 튼튼하게 해주어 성장에 이롭다. 건강에 좋지만 아이들이 잘 먹지 않는 다시마로 조림과 주먹밥으로 만들어주면 다시마의 감칠맛이 아이들의 구미를 돋운다.

성조숙증과 바른 성장

초판 3쇄 인쇄 | 2021년 12월 21일
초판 3쇄 발행 | 2022년 1월 1일

지은이 | 윤정선
발행인 | 도서출판 처음
기획편집 | 이학명(mrm97@naver.com)
출판신고번호 | 제 2015-000020호
주소 | 경기도 고양시 일산서구 일현로 151
전화 | 02-3 472-1950 | **팩스** 02-379-4535

ISBN 979- 11- 965357- 6- 6 13510

이 도서의 국립중앙도서관 출판예정도서목록(CIP)은 서지정보유통지원시스템 홈페이지(http://seoji.nl.go.kr)와 국가
자료공동목록시스템(http://www.nl.go.kr/kolisnet)에서 이용하실 수 있습니다.(CIP제어번호: CIP2017025636)